CONFÉRENCES CLINIQUES

A

L'HOPITAL SAINT-JACQUES

PAR

Le Dr FRÉDAULT
Ancien interne, lauréat des hôpitaux de Paris,
Médecin de l'hôpital St-Jacques.

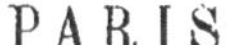

PARIS
J.-B. BAILLIÈRE
RUE HAUTEFEUILLE 19.

1886

CONFÉRENCES CLINIQUES

A

L'HOPITAL SAINT-JACQUES

CONFÉRENCES CLINIQUES

A

L'HOPITAL SAINT-JACQUES

PAR

Le Dr FRÉDAULT
Ancien interne, lauréat des hôpitaux de Paris,
Médecin de l'hôpital St-Jacques.

PARIS
J.-B. BAILLIÈRE
RUE HAUTEFEUILLE 19.

1886

PRINCIPAUX OUVRAGES DE L'AUTEUR

Physiologie générale : Traité d'anthropologie, physiologique et philosophique, Paris, 1863. — 1 vol. in-8°.

Les Passions. — 1 vol. in-12.

Des Hémorrhoïdes, Paris, 1868.— 1 vol. in-8°.

Histoire de la Médecine, Paris, 1870-73. — 2 vol. in-8°.

Forme et Matière, Paris, 1870. — 1 vol. in-8°.

CLERMONT-OISE.— IMP. DAIX FRÈRES.

CONFÉRENCES CLINIQUES

A L'HOPITAL SAINT-JACQUES

PREMIÈRE CONFÉRENCE

—

INTRODUCTION. — LA CARDO-BRONCHITE.

En prenant la parole après M. Jousset qui vous a intéressés dans le trimestre précédent, permettez-moi de revenir sur le but poursuivi par ceux qui ont fondé l'Hôpital St-Jacques ; il vous expliquera nos efforts.

Ce but était triple. On voulait d'abord donner un asile au traitement homœopathique pour des maladies aiguës. Nous avions nos dispensaires pour les maladies chroniques, mais les malades atteints d'affections aiguës et qui tenaient à les faire soigner selon notre méthode ne trouvaient aucune maison ouverte. Ils avaient sollicité de l'assistance publique des pavillons ou des salles destinées au traitement homœopathique ; des pétitions couvertes de signatures avaient été envoyées à la direction des hôpitaux de Paris et au Sénat. Après bien des tentatives vaines dans tous les sens, la Société homœopathique entreprit, malgré l'exiguïté de ses ressources, de fonder l'hôpital qui fut établi rue St-Jacques en 1870, et qui, grâce à des bienfaiteurs, qu'on ne saurait trop remercier, vient d'être transporté dans cette nouvelle construction. N'eût-on obtenu que ce résultat, que ce serait déjà une grande chose.

Mais on visait aussi de soumettre la médication homœopathique à une épreuve décisive, à une sorte de démonstration publique et scientifiquement établie qui pût répondre à toutes les contradictions. J'espère que cette fois le jugement sera définitif. Enfin, nous nous proposions d'établir un enseignement destiné à donner aux jeunes médecins à la fin de leurs études, une instruction suffisante pour leur permettre d'utiliser près de leurs malades notre médication. Nous poursuivons ainsi la seule liberté d'enseignement possible à notre époque, puisque la vraie liberté d'enseigner, cette grande chose si respectable et acclamée de tout temps est récusée partout. Les facultés, les académies, les hôpitaux, même les sociétés dites libres sont coalisées contre tout ce qu'elles n'admettent pas ou méconnaissent.

Dans notre première maison, rue St-Jacques, nous avons donc inauguré cet enseignement clinique et didactique, car au nom du malade la médecine comprend tout ce dont elle s'occupe : physiologie, pathologie, thérapeutique. Les Drs Milcent, Jousset, Gonnard, moi-même, soit dans des conférences régulières, soit dans des conversations, nous nous sommes efforcés de mettre les jeunes médecins qui nous venaient au courant des lois scientifiques et de nos méthodes pratiques. Ici, comme rue St-Jacques, nous suivons la même voie, et après M. Jousset, je prends à mon tour la parole pour confirmer notre tradition, en y consacrant mes efforts dans la mesure où je puis le faire. Dans ces conférences nous aborderons tour à tour, selon le sujet du jour, ou des faits particuliers, ou des questions générales de doctrine.

Aujourd'hui, après peu de jours que j'ai pris le service, je vous signalerai quelques malades intéressants à étudier, et j'appellerai particulièrement votre attention sur un type spécial de maladie.

Vous trouverez dans nos salles quelques convalescents de fièvre typhoïde ; un cas de maladie du foie dont M. Jousset vous a déjà parlé, et dont j'aurai encore à vous parler dans un entretien ultérieur ; un cas de pleurésie purulente opéré par notre confrère le Dr Piedvache, selon la méthode Estlander et qui est presque guéri ; deux cas de pleurésie en cours de traitement ; un cas de croup et de trachéotomie ; et quelques autres secondaires sur lesquels je pourrai cependant vous arrêter selon le moment clinique.

Mais je veux surtout aujourd'hui appeler votre attention sur trois cas de cardo-bronchite, deux hommes aux nos 8 et 12, et une femme au n° 14.

La bronchite est une maladie très commune et cependant il y a encore des points de son histoire mal connus ; telle est l'espèce que je nomme *cardo-bronchite.*

Vous connaissez la bronchite simple, ou bronchite ordinaire. Vous connaissez aussi le catarrhe aigu ou chronique, distinct de la bronchite simple par l'expectoration exagérée, pituiteuse, les quintes de toux, l'inflammation très vive et généralisée dans les grosses bronches, avec plus ou moins d'emphysème. Il y a la bronchite capillaire ou catarrhe suffocant, *pneumonia spuria*, caractérisée par ses nœuds de pneumonie, des râles crépitants et sous-crépitants et le souffle pneumonique mobile. Je vous signale- la cardo-bronchite comme une espèce particulière où l'i n flammation cardiaque est jointe à l'inflammation des bronches.

On sait que la cardite ou endocardite est souvent jointe à plusieurs maladies différentes, en particulier au rhumatisme, aux fièvres éruptives, ou à d'autres maladies. Mais ainsi qu'on l'a signalé, comme l'avait si bien dit Van Swieten, elle apparaît alors comme une *métastase*, tandis qu'ici elle est jointe à la bronchite comme une *diadoche*.

Permettez-moi une parenthèse sur ces deux expressions dont la seconde est souvent mal interprétée de nos jours. Le nom de *métastase* indique un mouvement morbide qui se transporte d'un point sur un autre et particulièrement d'un point moins important sur un autre plus important ; ainsi un rhumatisme qui s'éteint sur les articulations et se porte sur le cœur ou les méninges. Sur cette première interprétation il y a entente commune de notre temps, comme autrefois. Mais le mot *diadoche* a deux interprétations : l'une plus moderne prend la diadoche en sens inverse de la métastase, comme un transport du mouvement morbide d'un point plus important sur un point moins important ; au lieu d'aller d'une articulation sur le cœur ou les méninges il irait du cœur à l'articulation. L'autre interprétation du mot diadoche est plus ancienne et indique non point un transport, une translation, mais une prolongation, une extension du mouvement morbide, du mot grec *diadosis*, qui veut dire tradition, prolongation.

Je dis donc que dans la cardo-bronchite, le cœur ne se prend pas par métastase, mais par diadoche, par extension du mouvement morbide qui dès le début de la maladie ou très peu après, semble s'abattre tout à la fois sur le poumon et sur le cœur ; ou s'il commence sur les bronches il s'étend presque tout de suite, en se prolongeant, sur le cœur : et là il se traduit par une oppression plus considérable que dans la bronchite simple, par un bruit de souffle doux au 1er temps à la base du cœur.

Pour bien comprendre ce mouvement morbide, rendons-nous un compte exact des phénomènes et du mécanisme.

En fait, c'est l'état du cœur qui complique et aggrave l'état morbide. S'il y avait métastase les bronches seraient dégagées, le cœur seul serait en jeu, tandis qu'ici les bronches et le cœur sont pris à la fois. L'oppression est plus grave, la toux plus dure et plus tenace, l'expectoration plus séreuse, le pouls plus petit que dans la bronchite simple ou catarrhale ; le bruit de souffle au 1er temps à la base du cœur l'explique.

Ce bruit de souffle, qui est doux, même léger quand la maladie est légère, qui pourra devenir fort et dur si la maladie laisse des traces, est le résultat d'une inflammation des valvules aortiques amenant un léger rétrécissement de l'orifice. Or le rétrécissement aortique qui est encore léger, gêne le passage du sang du ventricule gauche dans le système artériel : le sang ne passe donc qu'incomplètement par l'orifice aortique, et il en reste plus ou moins dans le ventricule au moment de la diastole ; de sorte que celui qui vient du poumon par les veines bronchiques et l'oreillette gauche trouve une partie de sa place occupée dans le ventricule ; et il y a ainsi non point un retour du sang en arrière, mais une stase qui fait gonfler les veines dans tout l'appareil pulmonaire. De là un léger suintement œdémateux autour des bronches et des cellules pulmonaires. En même temps la circulation veineuse du pourtour du cœur est gênée, les veines coronaires sont elles-mêmes encombrées et un suintement léger, quelquefois plus considérable, se fait dans le péricarde.

Enfin le cœur est gêné dans l'ensemble des mouvements, le myocarde est atteint, et de là une parésie de ses fibres musculaires. Dans le cas présent, il y a une lésion légère à l'orifice aortique, et on peut comprendre que l'inflammation se propage par les tissus sous-jacents au myocarde. Mais il y a des cas où la lésion des valvules n'existe pas, on n'entend aucun souffle qui l'accuse ; et cependant le myocarde est atteint soit par une inflammation, soit par l'infiltration. Dans les deux cas, la contraction du cœur est moindre, d'où résulte un pouls mou qui peut être déjà petit en raison du rétrécissement aortique, quoique celui-ci soit peu accentué.

Lorsque l'inflammation cardiaque est légère, cet état local se dissipe avec la chute du mouvement morbide des bronches ; mais dans les cas sérieux, cet état de choses peut devenir grave, il laisse des traces ; et si l'état morbide s'est prolongé, ou s'il a déjà occupé plusieurs fois le malade, on trouve des altérations organiques indélébiles, qui peu à peu conduisent le malade à sa perte, par l'induration cartilagineuse ou calcaire de l'orifice cardiaque.

Ce sont les modernes qui ont le mieux étudié l'inflammation du cœur déjà entrevue par les anciens. Bouillaud a bien démontré que cette inflammation porte surtout sur l'endocarde des valvules, soit en-dessous la mince membrane, soit à sa surface. Après lui, Legroux a très justement signalé comment la lymphe plastique s'épanche sous l'endocarde en une sorte de gelée rosée, semblable à de la gelée de groseille. On niait alors que l'inflammation pût être sur la membrane, on objectait que le courant sanguin lavait et balayait les valvules, et ne saurait y permettre la fixation d'une fausse membrane : mais j'ai fait voir dans ma thèse inaugurale que l'inflammation à la surface de l'endocarde produit d'abord un ramollissement de l'épithélium qui en même temps devient grenu, sablonneux ; et que c'est cet épaississement de l'épithélium qui, en s'étendant ou en se groupant par petits tas, produit la fausse membrane et les végétations des valvules. MM. Ranvier et Cornil ont plus récemment redécouvert ce travail morbide que j'avais indiqué et lui ont donné le nom de prolifération épithéliale.

En tout cas, ce travail inflammatoire se fait soit sur les nodules de la valvule, soit à la base ; c'est surtout à la base que l'inflammation donne le dépôt rosé de lymphe plastique, d'où résulte le tissu cicatriciel qui, par sa nature rétractile, produit les plus forts rétrécissements aortiques.

L'inflammation superficielle des nodules ou des bords de la valvule n'amène des conséquences graves que lorsque le travail sus-épithélial a été assez fort pour faire agglutiner les bords des valves de la soupape.

Je ne vous parle ici que de l'orifice aortique du cœur, parce qu'en effet c'est là qu'est la lésion cardiaque quand le cœur est pris en même temps que les bronches dans la cardo-bronchite. Je ne veux pas vous poser une loi absolue ; mais tandis qu'on a remarqué que l'endocardite rhumatismale siège le plus ordinairement sur la valvule mitrale de l'orifice auriculo-ventriculaire gauche, au contraire depuis que je suis la cardite dans ses liaisons avec la bronchite, c'est l'orifice aortique que j'ai vu atteint presque toujours, pour ne pas dire toujours. Je vous signale donc ce rapport non comme une loi absolue, mais comme une loi générale, que les lésions cardiaques de la valvule aortique sont surtout en rapport avec le poumon, comme les lésions de la valvule mitrale sont surtout en rapport avec le rhumatisme.

Maintenant que nous avons vu le nœud du mouvement morbide, revenons aux phénomènes principaux de notre cardo-bronchite.

Le pouls est petit et mou ; vous pouvez vous l'expliquer par ce que nous venons de voir.

L'étouffement est plus considérable que dans la bronchite ordinaire, en raison de la parésie du cœur, de la gène de la circulation, et de l'œdème plus ou moins accentué autour des bronches.

L'expectoration dépend des mucosités qui encombrent les bronches, et de l'œdème qui filtre à travers les cellules bronchiques. Elle est presque aussi catarrhale que dans le catarrhe, mais n'est point aussi pituiteuse, parce que dans ce catarrhe, qui est souvent goutteux, la pituite stomacale qui sort par régurgitation avec l'expectoration, provient d'un excès d'acide urique qui n'est pas rendu par les reins. Je dis que le catarrhe accompagne cette bronchite, mais très souvent la toux est encore plus forte et plus fréquente que l'expectoration sous l'influence de la gêne de la circulation.

En auscultant on trouve des râles muqueux nombreux, quelquefois de la sibilance, mais souvent avec une sorte d'obscurité, et en tout cas avec bien moins de sonorité que dans le catarrhe qui est ordinairement accompagné d'emphysème.

La percussion trahit aussi la nature de la maladie, car, tandis que dans le catarrhe qui, ainsi que je viens de le dire, s'accompagne d'emphysème, la percussion rend une sonorité claire parfois éclatante, ici au contraire, en raison de l'œdème pulmonaire plus ou moins accentué, on trouve une sorte de submatité ou de sonorité sourde, comme si les parois de la poitrine étaient épaissies.

Revenons maintenant à nos malades dont l'état se rapporte à l'une des quatre formes que la maladie peut présenter : forme bénigne, forme moyenne commune, forme grave et forme foudroyante.

Le n° 12 est un cas de forme moyenne légère comme le n° 14 de la salle des femmes ; leur état n'a pas été grave, mais il se prolonge. Vous trouvez un souffle léger au 1er temps à la base du cœur, des râles muqueux dispersés dans la poitrine ; une fièvre modérée ; des quintes de toux qui par moment reviennent plus sèches ; une expectoration muqueuse catarrhale, mais modérée ; et enfin à la percussion une sonorité sourde. A voir leur étouffement on croirait qu'ils ont un asthme prononcé, et qu'on va trouver une poitrine sonore à la percussion ; et au contraire le son est sourd, il y a un peu d'œdème pulmonaire.

Le n° 8 de la salle des hommes est un cas de forme grave et sérieuse. La maladie a débuté il y a une quinzaine de jours, et on croirait qu'elle est plus ancienne, tant le malade est fatigué. Il est vrai qu'il est dans la soixantaine. Il reconnaît avoir toussé l'année dernière à plusieurs reprises, mais ce n'est que récemment qu'il a été tout à fait malade. A le voir on le croirait atteint d'un asthme prononcé avec une maladie du cœur ancienne et des bruits cardiaques très altérés. Cependant le cœur n'est guère plus gros que d'ordinaire, il n'y a pas l'étendue de la matité péricardique, quoique je soupçonne un peu d'eau dans le péricarde, en raison de ces étouffements. Son expectoration est catarrhale ; la toux est calmée depuis quelques jours, l'auscultation fait percevoir des râles muqueux des deux côtés de la poitrine, avec quelques râles sibilants.

La percussion donne une sonorité sourde, une submatité, alors qu'on pourrait croire à la sonorité éclatante de l'emphysème. La gêne de la respiration est en rapport avec la gêne de la circulation pulmonaire. En même temps la circulation des membres inférieurs est gênée, les veines variqueuses sont gonflées, il y a un œdème très marqué aux jambes, remontant jusqu'à moitié de la cuisse.

Chez les deux premiers malades, le pronostic n'est pas grave ; nous tendons à la convalescence. Mais chez le malade du n° 8 la position est sérieuse et même grave; le souffle du cœur est léger, le rétrécissement aortique ne semble pas considérable, mais il est probable que la parésie du myocarde est grande, et que l'œdème pulmonaire est très marqué, ce qui amène une gêne considérable de la circulation. Cet homme est très débilité, et je ne suis pas sûr qu'il sorte de sa mauvaise position par la bonne porte.

Mais il y a des malades dont le sort est encore plus mauvais, ceux qui sont atteints de la forme foudroyante. J'ai eu occasion d'en voir un exemple dans notre ancienne maison de St-Jacques ; c'était une malade d'une cinquantaine d'années, entrant dans nos salles après un jour de maladie seulement. Elle était angoissée au possible, avec une respiration embarrassée, le visage vultueux, le pouls petit et mou. Il y avait des râles muqueux, quelques-uns sibilants dans toute la poitrine, mais sans sonorité exagérée à la percussion, et au contraire avec une submatité généralisée. Pas de râles sous-crépitants, point de souffle, les battements du cœur étaient précipités, tumultueux sans être sourds, un bruit de souffle doux, non fort à la base du cœur au 1er temps ; les jambes étaient déjà légèrement œdémateuses. Elle mourut le lendemain de son entrée.

J'ai entendu parler d'autres faits analogues qu'on rapportait au catarrhe suffocant, mais le catarrhe suffocant présente une sonorité bien plus grande à la percussion ; les râles bronchiques sont accompagnés de râles sous-crépitants et de râles sonores, ou de souffle qu'on ne rencontre pas dans la cardo-bronchite ; le pouls est petit et bien moins mou dans le catarrhe suffocant.

Vous voyez, Messieurs, la délimitation de la cardo-bronchite qui se distingue par un mouvement fluxionnaire qui s'abat sur les bronches et sur le cœur en même temps, ou s'étend sur le cœur, en s'agrandissant ; distincte de la bronchite simple ; distincte du catarrhe par une submatité qui lui est propre, tandis qu'il y a une sonorité à la percussion dans le cas de catarrhe ou d'asthme ; distincte de la bronchite capillaire où la submatité est partielle et localisée, où il y a un souffle bronchique mobile et des râles sous-crépitants ; distincte de la bronchite épidémique ou grippe. C'est donc bien là une espèce ou une forme de bronchite qui a sa physionomie, sa manière d'être propre.

Quant au traitement, l'*aconit* et la *bryone* sont les deux médicaments du début, très bien indiqués par l'inflammation des deux appareils, pulmonaire et vasculaire.

Après ces deux médicaments, *kali hydriodicum* me semble celui qui répond le mieux à la persistance de l'embarras des bronches et du cœur, à l'étouffement qui en résulte. Il m'a donné d'excellents résultats, même quand le cas est grave. Chez notre malade du n° 8, qui prenait la *digitale* 1ère/10e, en raison de l'œdème des membres inférieurs, j'ai fait prendre *kal. hydr.* en l'alternant avec la *digitale*, et les étouffements sont devenus moindres, le pouls s'est relevé, la malade est un peu mieux depuis deux jours.

Chez d'autres malades, j'ai donné *Ipeca* et *Ars. alb.* dont je me suis plusieurs fois très bien trouvé. Mais ces deux médicaments me paraissent des agents d'une seconde période plutôt que du début. Ils sont très bien lorsque le mouvement morbide semble tenace et traîner ; ils répondent moins bien à l'étouffement que le *kali et digit.*

Opium et *carbo veget.* pourraient être conseillés dans les cas les plus graves, mais en même temps qu'eux, ou même avant, je placerais la *belladone.* Je me souviens qu'il y a plusieurs années j'arrivais dans une maison à la campagne, où l'une des servantes, femme d'une cinquantaine d'années, venait d'être prise d'une sorte de congestion pulmonaire avec étouffements considérables : la figure était vultueuse, les yeux sortaient des orbites : le pouls était petit et mou ; il y avait des râles muqueux dans toute la poitrine. Fort embarrassé devant cet état où je ne voyais qu'un catarrhe aigu, je prescrivis une potion avec deux centigrammes d'extrait de belladone qu'on fit préparer chez le pharmacien de l'endroit. L'effet en fut excellent ; tout l'ensemble formidable de l'angoisse et des étouffements diminua rapidement. Cette femme mourut deux ans après, comme je l'appris, d'une fluxion de poitrine qui n'était peut-être qu'une attaque de cardo-bronchite et qui n'avait duré que quelques jours.

DEUXIÈME CONFÉRENCE

—

De l'espèce en médecine. — La philosophie, l'histoire naturelle.— L'espèce morbide pour les classifications. — Les caractères de l'espèce. — L'intervention de l'étiologie et ses abus. — Conclusions pratiques.

Messieurs,

Je vous ai entretenus, il y a huit jours, de la cardo-bronchite, maladie dans laquelle le cœur se prend avec les bronches, et qui souvent se termine malheureusement, ou qui laisse au cœur des lésions indestructibles. Je vous ai dit en même temps que je considérais cette maladie comme une espèce distincte de la bronchite ordinaire, de la bronchite épidémique ou grippe, distincte de la bronchite catarrhale et du catarrhe suffocant.

Mais vous avez le droit de me demander pourquoi je considère cette maladie comme une espèce distincte, et en quoi consiste l'espèce morbide. C'est le sujet que je veux examiner avec vous aujourd'hui.

Je ne vous rappellerai pas la question philosophique sur l'espèce, ni le livre l'*Isagoge*, de Porphyre, ni le débat au moyen âge ; nous nous occupons de clinique, nous devons rester sur notre terrain. Mais je ne puis oublier la dispute entre Hippocrate et les Cnidiens, ceux-ci faisant autant de maladies qu'il y a de symptômes, et le grand médecin de Cos leur reprochant de diviser ce qui est uni, et de négliger l'unité d'ensemble morbide sous lequel chaque maladie se présente. Hippocrate ne prononçait pas le mot d'espèce, mais il avait le sentiment juste de la maladie dans ce que nous nommons son espèce.

Ce ne fut guère qu'au seizième siècle avec Conrad Gesner, que le mot *espèce* entra dans les sciences naturelles pour indiquer les espèces botaniques ; et Sydenham fut peut-être le premier qui, au XVIIe siècle, prit le mot pour distinguer chaque type morbide des maladies, assurant que selon la tradition hippocratique ces types sont immuables dans leur manière d'être, que la fluxion de poitrine, le choléra et les autres types décrits par le médecin de Cos, sont restés ce qu'ils étaient autrefois. Cette doctrine n'a pas varié dans notre tradition, sauf les temps où des systèmes comme l'humorisme et l'organicisme ont régné.

C'est à la fin du règne de Broussais que J.-P. Tessier le père, releva cette doctrine, montrant que les espèces morbides sont fixes et que chaque maladie constitue une essence morbide particulière. Depuis lors, cela se trouve partout.

Tous les essais de nosologie ou de classification des maladies, du XVIIe au XVIIIe siècle, et jusqu'à nos jours, impliquent ce principe des espèces morbides ; car comment classer des choses dont les formes, les manières d'être seraient incessamment variables. Sauvage, dans la première moitié du siècle dernier, le reconnaissait dans l'*Introduction* de la *Nosographie* un peu avant que Linné l'établît pour la botanique dans son *Genera plantorum*.

Cependant, la question n'avait encore été qu'ébauchée, lorsque Buffon l'aborda pour établir les espèces animales. Ce fut lui qui distingua le *genre* et *l'espèce* comme marquant deux choses différentes; car depuis les débats du moyen âge, où cette distinction était de science courante, on avait oublié la signification précise de ces termes, et on prenait volontiers l'un pour l'autre; on disait assez indifféremment l'*espèce humaine* ou le *genre humain*. Linnée lui-même nommait *genre* ce qu'on nomme espèce aujourd'hui. Buffon établit donc que l'*espèce* comprend des individualités qui se transmettent leur type par génération; tandis que le genre comprend des espèces voisines qui peuvent accidentellement donner un produit métis infécond qui ne transmet pas son type. Ainsi, toutes les variétés de chien sont de même espèce, parce que leurs individus peuvent s'unir et donner des produits qui reproduisent indéfiniment le même type. Mais le loup et le chien sont du même genre, non de la même espèce, parce que leur métis est infécond, ou reproduit l'un des deux types générateurs. De même le cheval et l'âne produisent le mulet, type infécond, qui ne se perpétue pas par lui-même. Vous connaissez cette question, Messieurs, je ne veux pas y insister.

Je ne vous rappelle ce point des sciences naturelles que pour vous faire remarquer l'impossibilité d'appliquer ces données à la science médicale; parce qu'en médecine, les maladies ne s'engendrent pas les unes les autres pour se perpétuer, sauf les espèces contagieuses.

Dans les sciences naturelles, l'être a son existence propre, indépendante des milieux où il se produit; dans une certaine mesure, il se perpétue en raison seulement de ses générateurs, surtout pour les espèces animales. Pour les plantes, l'être est déjà moins indépendant du milieu; car l'espèce peut se modifier, ou même s'altérer considérablement selon les climats et les terrains où on la transplante. Son type se perpétue sans doute, mais avec des modifications souvent profondes, ou s'altère par des croisements, à ce point que les espèces botaniques sont souvent difficiles à déterminer. M. Godron a fait, il y a une vingtaine d'années, un livre fort intéressant pour soutenir la fixité des espèces botaniques, mais son opinion a rencontré des contradictions considérables ; et beaucoup de botanistes professent que les espèces de plantes ne peuvent être déterminées par la reproduction et sont souvent confuses.

La question est encore bien plus difficile en médecine, Messieurs, parceque l'être morbide n'est pas un être, que ce n'est qu'une forme d'être, ou, comme on le disait autrefois, un être de raison. La maladie, en effet, n'est pas quelque chose de matériel, de saisissable, de substantiel ; c'est une manière d'être de l'être vivant, comme le vice n'est qu'une manière d'être de l'être moral ; c'est encore, si vous le voulez, un *état* de l'être qui est à l'état de maladie différent de l'état de santé. Et, par cela même, cette manière d'être d'un être doit varier beaucoup selon ce qui se passe en lui ; de là aussi des différences dans les maladies selon les races où on les observe.

Toutefois, Messieurs, quoique variables, les maladies n'en présentent pas moins des types morbides qui ont été observés, qui se présentent constamment sous nos yeux, et qu'on ne saurait récuser. La pneumonie, la pleurésie, la péritonite, la bronchite, la rougeole, l'érysipèle, la scarlatine, la fièvre typhoïde, et bien d'autres sont des types irrécusables. Nous connaissons aussi des métis, des hybrides, en pathologie, comme dans les sciences naturelles ; nous reconnaissons des types qui se sont conjoints, par conséquent nous reconnaissons des types.

Ces types, nous ne les créons pas, nous ne les faisons pas d'une manière factice, nous les observons sur les malades. Nous voyons sur un être vivant une manière d'être malade ; et sur un d'abord, puis sur plusieurs autres, nous retrouvons la même manière d'être malade : nous reconnaissons ce type, nous le distinguons, le déterminons, et le fixons dans la science par la description exacte de ses traits. Nous n'avons pas d'autre manière de déterminer et de préciser les espèces morbides : notre science est le résultat de l'observation.

Dans ce travail de constitution des espèces morbides, la médecine n'a donc point fait autre chose que de constater chez le malade l'ensemble et le détail des traits maladifs. Elle a scruté les organes et les fonctions, les lésions et les symptômes, elle a constaté le début, l'éclosion du mouvement qui se passait sous ses yeux, son évolution et ses terminaisons. Elle n'a rien mis d'elle-même, elle n'a fait que regarder et photographier pour ainsi dire la maladie. Ainsi me suis-je soumis à cette tradition quand je vous ai présenté la cardo-bronchite, dans laquelle le mouvement morbide inflammatoire s'abat tout à la fois sur les bronches et sur le cœur : je vous ai montré les phénomènes se développant selon leur éclosion, leur enchaînement, leur évolution, dans leur ensemble et dans leurs traits particuliers. Je vous ai fait voir la même manière d'être malade sur des malades différents, présentant un même type, sous des variations possibles.

Cependant, Messieurs, à certaines époques de notre histoire, on a fait ou voulu faire des types artificiels ; ainsi, quand on disait : ceci est une maladie bilieuse, ou un engorgement du phlegme, ou une obstruction des vaisseaux, on ne constatait pas une manière d'être morbide par ses traits, ses phénomènes, son évolution ; on posait une interprétation artificielle à la place de l'être même qu'il s'agissait de reconnaître. Et l'organicisme faisait de même quand au lieu d'invoquer les humeurs, il invoquait l'organe lésé. La fièvre typhoïde n'était plus un type un, mais un hybride où l'estomac, l'intestin paraissaient comme deux maladies conjointes, une gastro-entérite. Pinel, à la fin du siècle dernier, dans sa nosologie philosophique, voyait les glandes mésentériques prises ainsi que les méninges, et en faisait une fièvre adéno-méningée.

Bayle, au commencement de ce siècle, fut le premier à rappeler les esprits au respect de notre tradition, et s'inspira des travaux d'histoire naturelle sur l'espèce, pour ramener le courant des idées médicales dans cette voie. Au moment où il passa sa thèse sous la présidence de Pinel, il soutint que la variole et la varioloïde sont une même espèce, parce qu'elles se reproduisent l'une l'autre par inoculation. C'était introduire dans l'idée de l'espèce morbide, ce qui est le trait capital des espèces naturelles.

Incontestablement Bayle eut raison, parce que cette spécificité du virus joue un trop grand rôle pour le négliger ; et que, comme nous devons invoquer tous les éléments de distinction, celui-là est trop important pour être mis de côté. Mais n'eût-on pas cet élément, nous avons la distinction de l'espèce par tous ses phénomènes, et leur évolution, pour ne pas nous y tromper.

Toutefois, il ne faudrait pas nous laisser entraîner inconsidérément par un seul trait de distinction, quelque important soit-il. Ainsi, toutes les hémorrhagies spontanées ont un même trait commun, la perte de sang ; mais le siège a une importance non moins grande et suffit à distinguer les espèces. L'hémoptysie et l'hématémèse, l'hématurie, l'hémorrhoïde, sont autant d'espèces distinctes; car leur siège donne à chaque espèce une valeur de distinction irrécusable.

De notre temps, l'engouement est aux microbes, aux bacilles, bactéries, vibrions et monades: il ne faudrait pas, sous le prétexte que le même élément virulent peut se rencontrer dans deux manières d'être malade, en conclure que c'est la même maladie. Déjà avec le même argument on soutient souvent que le charbon et la pustule sont une même maladie: et je trouve que c'est aller bien vite; qu'encore même qu'il soit constaté que le même virus peut produire les deux modes morbides, il est important pour la médecine de conserver dans la constatation des faits les deux types de production et d'évolution sous lesquels se montrent deux phénoménalisations qui semblent dépendre d'une même cause. De même l'angine couenneuse et le croup semblent avoir le même principe causal de virulence : cependant, dans la manifestation morbide, le croup d'emblée et l'angine qui reste angine sont deux types morbides différents qui exigent d'être fixés séparément comme ils peuvent se montrer.

Hippocrate avait parfaitement raison de reprocher aux Cnidiens leur fausse doctrine de multiplier les maladies en scindant les groupes de phénomènes. Mais ce serait un autre tort que d'exagérer l'idée hippocratique en groupant sous un même type ce qui se présente distinct et doit être photographié dans sa distinction.

En un mot, Messieurs, l'espèce morbide est un type naturel de manifestations morbides groupées dans l'unité d'un ensemble d'évolution, qui se présente et se représente sur des malades différents ; et c'est là surtout ce qui nous importe à nous médecins de bien savoir pour les bien reconnaître.

Dans les sciences naturelles, l'espèce a une importance philosophique, parce qu'il s'agit d'êtres vrais dans leur entité ; ce sont des formes typiques qu'il s'agit non seulement de classer, mais aussi de hiérarchiser ; et d'ailleurs sur cette question d'espèce se pose une question d'origine première, et le débat est entre des types créés, ou des types produits par transformation. C'est là un terrain de graves discussions philosophiques où nous n'avons presque rien à voir pour ce qui nous regarde.

Tandis que sur notre terrain purement médical, la question étiologique est sans doute considérable, et personne ne veut s'y dérober. Mais cette question demeurant tout entière, ce qui nous importe surtout, c'est de bien connaître et par cela même de préciser pour les reconnaître quand ils se présentent, les types bien déterminés sous lesquels les manifestations morbides peuvent se produire parce qu'il nous importe de pouvoir non seulement les diagnostiquer, mais aussi pronostiquer les suites de leur évolution, et encore démêler dans ces manifestations les éléments des indications thérapeutiques.

Je vous résume ainsi le côté pratique de la question de l'espèce morbide. Si nous étions sur le terrain de la science pure, de la médecine générale, j'aurais de nombreuses questions, considérables d'ailleurs, car à ce point de vue philosophique, la question d'origine se pose pour nous aussi bien que pour les sciences naturelles. D'où vient la maladie dans ses formes qui peut-être répondent à des modalités naturelles des manifestations vitales, comme les vices répondent à des modalités psychologiques naturelles ? Comment se produit, naît, se développe et se metamorphose la forme du type morbide ? Et comment à ces questions se rattache celle de la prédisposition et de la disposition, qui se propagent, s'atténuent, éclosent ou s'éteignent, ou peut-être se créent dans les transmissions génésiaques ? Tout cela est considérable et parfois d'un grand intérêt. Mais après avoir parcouru ces sujets, je n'aurais garde de négliger la question pratique que j'ai voulu surtout vous soumettre, et je conclurais comme je le viens de faire en montrant que l'espèce morbide est surtout et avant tout un ensemble de manifestations pathologiques dans son unité et son entité typique.

TROISIÈME CONFÉRENCE

—

LES LOIS DE L'ESPÈCE ET L'HYSTÉRIE. — LES FORMES DE CETTE MALADIE.

Messieurs,

Dans la dernière conférence que j'ai, par une digression nécessaire, consacrée à la doctrine de l'espèce, j'ai voulu vous bien montrer qu'ayant tout autant d'intérêt que les sciences naturelles à bien distinguer et classer les espèces morbides, nous devons cependant plus encore nous attacher aux traits du type. Les sciences naturelles ont devant elles des êtres vrais à étudier ; et il leur importe de bien distinguer le type d'être qui représente un principe d'être, lequel a sa place dans la hiérarchie des êtres. Nous, au contraire, nous n'avons devant nous que des mouvements morbides qui n'ont que l'être entitatif, comme on parle en philosophie, qui n'ont point de principe d'être et point de hiérarchie, qui ne sont que des modalités d'un être vivant à l'état morbide. Notre but est donc de bien préciser les types de ces mouvements dans leur physionomie pour les retrouver s'ils se représentent chez un autre être, car ils ont, dans leurs types, l'immutabilité des espèces vraies, et d'ailleurs nous ne les créons pas artificiellement, nous les observons, et nous ne faisons que consacrer les types que la nature nous offre.

Or, comme je crois vous l'avoir dit, ces espèces morbides ont moins de régularité dans la loi de l'espèce, que n'en ont les espèces naturelles. En zoologie, les espèces ont plus de netteté et moins d'altération que dans toute autre nature. En botanique, les espèces sont moins faciles à distinguer, à isoler ; souvent le genre y joue le rôle d'espèce ; et les hybrides, les alliances d'une espèce avec une autre, y sont bien plus faciles et plus nombreuses qu'en zoologie.

En pathologie, les espèces sont souvent encore moins régulières que dans les ordres naturels : le mouvement morbide peut être modifié plus souvent dans son type par des mouvements d'espèce différente ; et de là pour nous le soin nécessaire de bien chercher les types tels que la nature peut nous les montrer selon les phénomènes dans leur unité de groupement et d'évolution.

Il était nécessaire de nous bien mettre ces données générales dans l'esprit pour bien saisir la maladie hystérique, l'une des maladies qui offrent le moins de régularité, et dont je veux vous parler à propos de plusieurs malades du service.

L'hystérie est une maladie de la classe des névroses, c'est-à-dire de celles où le mouvement morbide se passe principalement dans le système nerveux. C'est une maladie du sexe féminin ; car il n'y a pas d'hystérie chez l'homme ; ce qu'on a voulu considérer comme s'y rattachant n'est que de l'hypochondrie. Cette opinion est solide et ancienne, malgré les modernes qui veulent admettre une hystérie chez l'homme. Je reviendrai sur ce point.

Le siège de la maladie est-il dans l'utérus, selon l'adage médical latin : *mulier tota uterus?* ou bien n'est-il pas plutôt dans les ovaires ? J'adopte assez cette seconde opinion ; mais dans le sens général, selon lequel on considérera que c'est le département physiologique de l'activité génératrice de la femme dont le développement ou le fonctionnement est le siège morbide. Je transporte ce siège de la matérialité organique où on l'a placé dans le foyer d'activité vitaliste d'un département de la vie.

Les anciens avaient pris le rôle de l'utérus dans le sens organique et disaient que l'hystérie est le résultat d'un utérus qui appelle sa fonction. Quelques médecins, en raison du rôle de l'ovaire, ont mis le siège dans l'ovaire ; c'est encore de l'organicisme étroit. En fait, l'organe n'est que l'instrument de la fonction, et la fonction n'est qu'un département de la vitalité. C'est donc dans l'ensemble des actes générateurs que la maladie a son siège; et à ce titre l'ovaire est l'organe capital de la fonction.

D'autres modernes ont voulu rapprocher l'hystérie de la folie ; c'est un excès que réprouve la distinction des névroses. Dès qu'il peut y avoir passage d'une maladie à l'autre, il ne faut point confondre l'une avec l'autre.

Voyons maintenant la maladie dans son ensemble. Je vous ai dit qu'elle était une des moins régulières, et tous les auteurs s'accordent à dire qu'elle est une des plus difficiles à décrire.

En effet, toute maladie offre un ensemble défini de phénomènes, ayant son début, son évolution et sa fin selon des formes déterminées. Elle, au contraire, n'a pour ainsi dire pas de début ni d'évolution, et comprend un nombre indéfini de phénomènes mobiles et divers, sous des formes mal déterminées. En général, dans les maladies, les formes qui sont des sous-espèces ont leur type déterminé du commencement à la fin : quand une fièvre typhoïde commence bénigne ou ataxique, elle s'écoule et finit comme elle a commencé. Pour l'hystérie, vous pouvez la croire bénigne et être grave, ou la croire grave et la voir passer à la bénignité avec les mêmes phénomènes. Il ne faut guère s'y fier ni en désespérer ; avec elle on est toujours sur le qui-vive.

Cela posé, en prenant la maladie comme je la comprends il n'y faut point voir des formes dans le sens ordinaire de ce mot, mais seulement des types de manières d'être à un moment donné. C'est dans ce sens que je lui reconnais cinq formes de manières d'être :

1° Une forme d'état habituel avec de légères accentuations passagères ;

2° Une forme de crises spasmodiques ;

3° Une forme d'attaques convulsives ;

4° Une forme de localisations isolées ou *mono-affective* ;

5° Une forme d'hybridité ou de métaptote.

1° La forme d'état est une manière d'être de la personne hystérique, à l'état latent ou à peine accentué dès les premiers âges de la vie, s'accentuant par moments comme par de petites crises, plus ou moins vives, à peine saisissables dans le bas âge, plus fortes en général au milieu de la vie, de 15 à 30 ou 40 ans, s'éloignant et s'atténuant vers la fin de la vie, quoique pouvant encore avoir des redoublements, et capable de montrer dans le cours de la vie, à un moment donné, l'éclosion d'une crise spasmodique ou convulsive, ou une localisation partielle ou une hybridité ou une métaptote.

Presque dès les premières années, la fillette présentera un ensemble de phénomènes qui se détermineront avec l'âge soit lors de la seconde dentition, soit à la puberté. C'est un ensemble presque effacé d'abord, puis plus net, et irrécusable. Il y a une sensibilité exagérée au bruit, aux reproches, aux difficultés journalières ; des larmes faciles pour peu de chose ou même pour rien ; la paume des mains est moite et humide en même temps que froide comme une peau de serpent, caractère trop oublié ; l'intelligence est facile, ouverte, ou au contraire obtuse, tardive ; l'enfant se plaint de douleurs fugaces, mobiles, dans le dos, dans le ventre, à l'épigastre, dans les membres. Quand on la touche elle est d'une sensibilité extrême ; on la touche à peine, elle dit qu'on la pince ; elle a une mobilité de joies et de chagrin extraordinaire ; ou des caprices de volonté ; parfois des vomissements que rien n'explique ; des douleurs de tête variables, souvent qu'on dit très intenses ; parfois une leucorrhée des petites filles qui érode légèrement le haut des cuisses. Il faut surtout noter de petites crises de gastralgie qui reviennent sans cause.

Tout cela n'éclôt que successivement, sourdement, mais est déjà très saisissable vers cinq ou six ans, s'accentue vers 11 à 13 ans, devient plus manifeste encore vers 18 ou 20 ans, et paraît s'établir pour bien des années avec des petites crises d'excitation plus ou moins passagères et dans lesquelles paraissent des exacerbations plus ou moins vives de quelques-uns ou de plusieurs des traits que nous venons de signaler ; crises de caractère difficile, de susceptibilité, de fantaisie, de sensibilité anormale, d'hyperesthésie, de larmes, d'étouffements, d'oppressions, de douleurs, de leucorrhée, ou de vomissements, d'anorexie, ou de caprices d'estomac.

Les auteurs ont surtout insisté sur l'excès de sensibilité dans tous les sens et la rachialgie. Pour moi, je vous signale quatre traits principaux de cette forme d'état ; outre cet excès de sensibilité et les mobilités morales : la peau de la paume des mains est moite ou humide et froide ;

la gastralgie ; une hyperesthésie de la région ovarique surtout à droite ; et une sensibilité exagérée à la pression dans l'aisselle et sous le sein du côté gauche.

Par moment, l'état maladif est latent et semble tout apaisé ; mais pour peu qu'il y ait un petit état de crise, ces traits que je viens de signaler sont irrécusables.

Ces phénomènes plus ou moins accentués demeurent quelquefois éteints pendant des mois ou des années, ou reviennent soit accidentellement, soit par périodes, selon les mouvements de la vie, les émotions ou les contrariétés, les chagrins, les craintes, les peurs, soit au moment des époques, avant ou pendant, et surtout après.

Cela peut cesser ou s'aggraver à l'âge de la ménopause, ou se prolonger longtemps encore jusqu'à un âge très avancé, si ce n'est jusqu'à la mort.

Cet état qui, n'ayant pas eu de commencement, n'a pas non plus de fin, se présente comme un mode constitutionnel de la vie, peut être le seul mode hystérique que présente la malade. Mais, au contraire, soit par des causes intercurrentes, soit sans cause manifeste, il peut se faire qu'on voie surgir l'une des quatre autres formes que je vous ai signalées.

2° La forme spasmodique peut apparaître comme un accident transitoire, et comme une crise très exagérée de la forme d'état ; mais elle en est différente : on lui a donné au siècle dernier le nom de *vapeurs*.

La malade présente tout à coup un essoufflement plus considérable que d'habitude ; elle sent comme quelque chose qui lui monte à la gorge et l'étrangle ; elle croit qu'elle va étouffer, il faut la desserrer ; elle se dit prête à se trouver mal, ou même perd connaissance ; l'estomac est ballonné par la tympanite ; elle s'étire les membres, se plaint d'y avoir des tiraillements sans que ce soient des convulsions, mais des spasmes légers ; il peut même y avoir perte de connaissance, c'est une simple lypopsychie ; ou bien ce sont des vertiges qui lui font craindre de tomber ; ou bien c'est une peur, un désespoir sans cause, et des larmes et des sanglots indéfinis ; ou bien des vivacités extraordinaires, même des violences de caractère, des reproches sans fin avec un flux de paroles ; ou bien des battements courts, violents et précipités ; quelquefois une sorte d'arrêt du cœur, puis des éructations indéfinies.

Si la femme peut bien s'expliquer, elle se rend compte de son état, et dit que ce sont des vapeurs qui lui montent à la poitrine, à la gorge, à la tête où elle ressent une violente douleur qui peut persister plusieurs heures après la crise. Quelquefois elle se sent le besoin de crier, et en demande la permission ; et ce sont des cris stridents qui rappellent ceux d'une femme en couche.

Cette forme a été très bien définie, très bien délimitée au siècle dernier, surtout dans le gros volume du Dr Pomme ; elle est bien distincte de la *forme d'état* par ses crises plus accentuées et spasmodiques ; et différente aussi de la forme convulsive, car ses spasmes ne sont jamais de vraies contractions, ni de vraies secousses convulsives.

En général, quand il y a une de ces crises, on peut prévoir qu'il y en aura d'autres, mais plus ou moins répétées selon les personnes. Des femmes n'en auront que quelques-unes dans le cours de leur existence ; d'autres en auront tous les ans, ou selon les saisons ; d'autres encore, selon les saisons, en auront pendant quelque temps à toutes les approches menstruelles ou après.

3° La forme convulsive ne se présente plus comme une simple crise, mais comme une forte attaque. C'est elle qui constitue la forme typique de la maladie, et que l'on considère souvent exclusivement quand on parle de l'hystérie, confondant cette forme avec la forme spasmodique, et négligeant la forme d'état et les autres formes.

Cette attaque paraît à une époque indéterminée de la vie suivant les causes déterminantes, chez une femme qui a déjà la forme d'état de la maladie, mais qui peut ne l'avoir présentée qu'à un faible degré. Quelquefois elle est brusque et subite dans son début ; d'autres fois, elle est précédée par quelques jours de malaises nerveux mal définis, ou qui sont comme une crise de la forme d'état. La femme sent un malaise et un étouffement à l'épigastre, comme le début d'une *aura* qui monte à la gorge et l'étrangle ; c'est un spasme convulsif qui part du ventre et monte comme une boule qui l'étouffe, la boule hystérique. Quelquefois en même temps la femme pousse un cri, cri strident, le dernier cri d'une femme qui accouche. Elle tombe convulsée, les yeux contournés se ferment, la figure est pâle et contractée, ou agitée de petites convulsions. Et alors viennent les convulsions cloniques et toniques des membres ; elles alternent. Les membres se débattent en tous sens ou se raidissent et se contracturent. Quelquefois il y a en même temps des mouvements répétés et rhythmiques d'une projection du bassin.

Au *summum* de la crise, la malade perd connaissance, et elle étrangle comme asphyxiée ; sa figure convulsée devient rouge, vultueuse ; la bouche écume, la poitrine raidie, ainsi que les membres, comme par un tétanos supprimant la respiration, le cœur se ralentit, le pouls se perd ; on sent que la mort est proche, et dans les cas graves elle peut arriver réellement.

La crise peut cependant n'être pas violente, la perte de

connaissance n'est pas complète, et la malade entend tout ce qui se dit autour d'elle comme dans la catalepsie en restant contracturée.

Ordinairement, après un temps relativement court, les membres et la figure se détendent, l'accès se termine par une détente. La malade reprend avec un peu plus de peine et plus longuement sa connaissance ; puis elle tombe dans un sommeil plus ou moins prolongé, ou, si l'accès a été modéré et court, dans une crise de larmes qui viennent comme un flux.

Plusieurs auteurs ont admis une forme hystéro-épileptique, où il n'y aurait pas le cri initial qui d'ailleurs n'est pas constant dans l'attaque convulsive, où l'attaque serait plus longue ; où la contracture tétanique serait plus prononcée ; où la terminaison se présenterait avec les vergetures de la face, et l'état d'idiotisme prolongé comme dans l'épilepsie. Mais il me semble que cette forme doit se rapporter aux formes hybrides dont je vous parlerai tout à l'heure.

Il y a des malades qui n'ont qu'une attaque semblable dans leur existence ; d'autres en ont plusieurs, plusieurs même par année ; d'autres enfin, chez qui ces attaques reviennent à de très courts intervalles, presque constamment pendant un certain temps.

4° Dans une autre forme, tout l'ensemble de la forme d'état semble apaisé et remis à l'état latent, pendant qu'un seul des phénomènes émerge de cet ensemble et constitue tout le mouvement morbide. On pourrait la nommer forme *mono-affective*, qui se concentre dans une seule affection.

Ainsi, vous trouverez chez une malade seulement le désordre moral et intellectuel que je vous ai signalé ; c'est presque une folle et ce n'est pas la folie ; c'est de l'hystérie qui pourra peut-être mener à la folie.

Chez une autre, vous trouverez seulement le rire nerveux ou les sanglots et les larmes, ou des accès de loquacité étranges.

Chez une autre, des perversions du goût, des fantaisies de l'estomac, ou des répugnances extraordinaires pour certains aliments, des appétences pour des mets indigestes et répugnants.

Chez une autre telle ou telle douleur: celle du sommet de la tête, ou celle du rachis, la pleuralgie, ou la douleur sous-mammaire, ou la gastralgie, ou une tympanite.

Chez une autre l'anorexie plus ou moins absolue pendant des mois, allant presqu'au défaut absolu d'alimentation, et capable d'amener la mort, comme je l'ai vu dans deux cas.

Chez une autre, des vomissements incoercibles, comme dans la grossesse, plus ou moins graves, et encore capables d'amener la mort.

Ou bien la toux nerveuse incoercible à laquelle j'ai vu une femme succomber sans la moindre lésion pulmonaire, par épuisement et émaciation.

Chez une autre, de l'anesthésie à la face ou sur les membres, à la conjonctive, dans tout le côté gauche ; ou même une hémiplégie.

Chez une autre, de l'hyperesthésie tantôt partielle, tantôt plus généralisée, au sein, à l'estomac, dans la fosse iliaque, à la région utérine.

Chez une autre, de la paraplégie qui simule une affection de la moelle, pouvant durer des années et se terminant un jour tout à coup. J'en ai vu deux guérir l'une après trois ans, l'autre après douze ans.

Les battements de cœur précipités et violents durant plusieurs jours pour revenir, et ainsi pendant des semaines, supprimant le sommeil et l'alimentation.

Chez une autre les contractures des membres, ou des mains, des pieds, du cou, du tronc ou seulement des doigts de la main.

Chez une autre, la somnolence incessante pendant des jours, ou même la léthargie.

Chez une autre, des affections leucorrhéiques, ou de la tympanite utérine, de la tympanite stomacale ou intestinale, durant des années, ou seulement quelques semaines.

Chez une autre, une fausse péritonite par hyperesthésie de l'abdomen.

Je pourrais citer encore l'aphasie, la galactorrhée, la paralysie de la vessie, les sueurs profuses.

Je vous présente là les principales variétés de cette forme localisée, où la maladie semble se concentrer tout entière dans une affection isolée pendant que tous les autres phénomènes semblent submergés. En y regardant, vous trouvez qu'il y a eu antérieurement une forme d'état hystérique plus ou moins marquée dans des symptômes multiples ; et le caractère de ces affections est d'être très tenaces, de durer presque indéfiniment, ou de revenir à certaines époques, ou de se terminer subitement.

5° Venons à la dernière forme, que je nomme la forme des états hybrides ou métaptotiques.

Chez la femme atteinte d'hystérie, il peut y avoir des dispositions morbides prochaines, prêtes à éclore, et qui sont comme amenées au jour par le mouvement hystérique. Et alors deux choses peuvent se produire : ou bien les deux mouvements se compliquent, s'unissent, et forment un hybride morbide ; ou bien le mouvement hystérique disparaît et passe pour ainsi dire la main au mouvement de la nouvelle maladie, par un changement qu'on nomme une métaptote.

Je ne sais, Messieurs, si vous connaissez bien l'histoire des métaptotes ou métaptoses. Il y a sur ce sujet un curieux et rarissime petit livre du Dr Leroy, du siècle précédent ; si vous le trouvez dans vos promenades de bibliophiles, je vous engage à ne le pas laisser échapper. A son défaut, vous en trouverez une analyse bien faite dans le livre sur les *Instituts de Médecine* de Petit Radel, du commencement de ce siècle.

Ainsi donc, par l'un des deux procédés que je viens de vous indiquer, par hybridité ou par métaptote, l'hystérie peut s'allier à une autre maladie, ou lui laisser la place.

D'abord, l'hystérie peut s'allier à la folie ; la malade a déjà eu des travers d'esprit, des étrangetés de caractère et d'idées ; et cela s'accentue en manifestant du délire plus continu, ou des impulsions involontaires, ou des absences d'esprit, ou des hallucinations ; et quelquefois presque tous les traits de l'hystérie s'effacent, et la malade devient véritablement folle par un changement du mouvement morbide.

De semblables mouvements peuvent se produire avec la scrofule, ou avec la goutte, le rhumatisme, l'asthme, le somnambulisme, la chorée, le corybantisme, la phthisie pulmonaire, la pelvi-péritonite qu'on prend souvent pour cause et qui n'est qu'un conjoint de la maladie appelée par elle. L'hystérie convulsive tétaniforme me paraît aussi être une forme hybride.

Quand il n'y a qu'une forme hybride, la maladie adventive peut disparaître, et l'hystérie reparaître dans son unité simple. Mais souvent la maladie métaptotique prend une acuité extrême et emporte rapidement la malade. C'est ainsi qu'un certain nombre d'hystériques passent par la folie pour finir par une phthisie rapide.

Nous achèverons cette étude dans notre prochaine réunion.

QUATRIÈME CONFÉRENCE

—

DIAGNOSTIC, PRONOSTIC ET TRAITEMENT DE L'HYSTÉRIE.

Messieurs,

Nous avons, il y a huit jours, parcouru ensemble les phénomènes que peut produire l'hystérie, dans les cinq formes ou types sous lesquelles cette maladie doit se présenter. Pour achever notre étude, il faut aujourd'hui nous renfermer dans la partie purement clinique qui comprend trois questions : le *diagnostic*, le *pronostic* et le *traitement*. Nous laissons de côté l'étiologie qui n'a de vraiment intéressant que les points qui se rapportent à l'une des trois questions de la clinique.

A bien voir les choses, la clinique résume toute la médecine, c'est pour elle que nous étudions tout ce qui la précède, qu'elle embrasse ; et elle-même se résume dans ces trois questions : le diagnostic, le pronostic et le traitement. Par la première, elle établit ce qu'est le mouvement morbide qu'elle a sous les yeux, comment il faut le comprendre dans les phénomènes qui le décèlent, dans le siège physiologique et anatomique qu'il occupe, dans le mécanisme qui le produit et l'évolution où il se déploie. Par le pronostic, la clinique examine ce mouvement dans le sens où il marche, pour saisir les deux solutions possibles, l'un heureux, l'autre malheureux. Enfin, le traitement pose la décision de l'attente ou de l'action, le point et le sens de cette action.

1° Ainsi, pour les malades que je vous ai signalées dans notre salle des femmes, comme hystériques, sommes-nous dans le vrai ? ou autrement dit comment comprenons-nous les phénomènes morbides qu'elles présentent.

Observation. — La jeune fille du n° 2, âgée de 30 ans, est malade depuis plusieurs mois ; puis elle reconnaît avoir été toujours maladive depuis qu'elle se connaît et surtout depuis qu'elle a été réglée à 17 ans. L'année dernière, les règles ont avancé, sont venues en pertes ; puis ont retardé ; et enfin elle est plus malade depuis un mois ; elle ne pouvait plus travailler ; elle est entrée dans nos salles en mars. Et qu'a-t-elle ? Elle se plaint de douleurs vives, crampoïdes à l'estomac, de spasmes à la poitrine qui lui montent à la gorge et l'étouffent ; elle dit avoir eu ces spasmes bien plus violents. Elle a une douleur au sommet de la tête, le clou hystérique ; elle se plaint de douleurs dans le ventre qui est sensible à la pression, hyperesthésié ; la moindre pression y décèle une excessive sensibilité, surtout à l'estomac et à la région de l'ovaire droit. Elle se plaint d'une douleur dans le dos, à la colonne vertébrale s'irradiant sur les côtés de la poitrine ; douleur rachialgique et douleurs intercostales. En même temps il y a une exquise sensibilité sous l'aisselle et sous le sein à gauche, la moindre pression la rend suraiguë. Vous avez vu aussi comme elle est sensible, impressionnable, quand on la questionne, et comme les larmes lui viennent facilement. Si nous nous informions de tous les détails de son existence, nous trouverions des phénomènes de sensibilité, des traits de caractère, probablement des faits de sentiments divers.

Il y a là tous les traits de l'état hystérique avec des crises qui se sont succédé, et on y voit une esquisse des spasmes qui pourraient être plus forts.

Observation 2. — La jeune femme qui est couchée deux lits plus bas, et qui est à peu près du même âge, est entrée plus récemment. Elle nous est arrivée ayant été prise, à la suite de ses règles, d'une extrême douleur dans le ventre, avec vomissements répétés, le pouls petit et très fréquent. Vous l'avez vue le matin à son arrivée ; elle avait la figure contractée, défaite, le pouls extrêmement fréquent, mais sans véritable excès de température à la main. On l'amenait pour une péritonite ; mais je vous dis de suite : *peritonitis spuria.* C'est un cas frappant d'une des variétés de la forme mono-affective dont je vous ai parlé ; et vous avez vu comment elle était bien dès le lendemain, tout en se plaignant de spasme à la gorge. Elle va sortir dans quelques jours.

Observation 3e. — La femme du n° 8 est un autre exemple de la même forme mono-affective. Elle est entrée, se disant très fatiguée, se plaignant de douleur à l'estomac, de grande sensibilité dans le ventre avec une leucorrhée excessivement abondante qui corrodait le haut des cuisses. La sensibilité de l'utérus à la pression était de l'hyperesthésie ; ce n'était point la douleur d'une métrite vraie ; c'est un signe qui avec de l'habitude ne trompe guère. Tout se concentrait dans la leucorrhée sans inflammation locale vraie ; et son intensité qu'on nous disait ancienne témoignait de suite de l'hystérie mono-affective. Le traitement en fut la confirmation : en quelques jours, des injections avec cinq gouttes de l'hydraste en teinture coupèrent court le phénomène. Une vraie leucorrhée inflammatoire d'une telle intensité ne s'arrête pas ainsi ; cela ne se voit que dans l'hystérie où d'ailleurs l'écoulement peut aussi durer des temps infinis malgré tout traitement.

En général, messieurs, il n'y a guère à s'y tromper : une affection partielle qui se présente chez une femme avec une extrême ténacité rebelle à tout traitement, ou qui se termine brusquement au-delà de toute espérance, ou qui par une mobilité extrême se change en une autre, est une affection hystérique.

Observation 4ᵉ. — Au lit nº 12 était une autre femme avec de la gastralgie, de la rachialgie, et surtout la douleur du sommet de la tête. C'est une forme d'état avec une exagération passagère d'un phénomène. Après l'essai infructueux de deux médicaments, je l'envoyai prendre des douches qui m'avaient réussi dans d'autres crises semblables ; et en quelques jours elle s'est sentie assez remise pour sortir et aller reprendre son travail.

Observation 5, 6 et 7. — Dans la petite salle se trouvent trois malades que je vous ai signalées. Au nº 5 est une femme qui a de la lypémanie passagère, et qui a eu des crises de larmes. Elle est d'ailleurs déjà venue dans nos salles pour des crises semblables. La *pulsatille* l'a remise ; elle va bien maintenant.

Au nº 1 est une autre femme dont les règles ont été dérangées, se plaignant de mal à l'estomac, mal de tête, et douleurs violentes enracinées dans le sciatique droit.

Lycopode a guéri sa névralgie ; mais il reste maintenant l'état hystérique habituel avec des malaises divers et mobiles.

Je vous rappelle aussi la femme qui a subi l'opération du sein droit, et qui se plaint constamment d'une constipation absolument rebelle. Elle nous a présenté pendant quelques jours une tendance invincible à un sommeil profond : je suis persuadé que, malgré l'âge avancé de la malade, ce n'était qu'une manifestation hystérique dont *thebaïcum* est venu à bout.

Pour me résumer, Messieurs, je crois que le diagnostic de l'hystérie dans sa forme d'état, comme dans sa forme spasmodique, et dans beaucoup de cas de la forme mono-affective n'est point difficile. Quelquefois cependant, dans des cas de cette dernière forme, cas d'hémiplégie, de paraplégie, de contracture, l'embarras peut être grand. Il faut alors avoir recours aux antécédents, et examiner avec un très grand soin les manifestations qui se présentent, les comparer avec d'autres manifestations analogues d'une autre nature bien déterminée ; et le plus souvent on trouve des nuances qui éclairent, ou bien, soit la ténacité, soit la mobilité du phénomène hystérique, ouvre les yeux. Dans des cas aigus d'apparence inflammatoire le thermomètre ne monte pas comme dans les vraies inflammations ; et cependant, je l'ai vu monter jusqu'à 40.

Pour la forme convulsive, le diagnostic est facile ; il n'y a que l'épilepsie avec laquelle on puisse la confondre ; on l'a quelquefois si bien fait, qu'on a voulu admettre une variété hystéro-épileptique. Je veux bien accepter qu'il y ait une forme hybride, mais je n'en ai jamais vu ni lu une observation bien authentique, ni pendant mon internat à la Salpêtrière, ni en ville ; cependant, en principe, je crois l'hybridité possible. Mais je vous rappellerai le cri initial dans l'hystérie qui n'est pas le même dans l'épilepsie ; l'écume à la bouche dans l'épilepsie, les vergetures permanentes à la face qui suivent l'attaque épileptique, ainsi que l'idiotisme qui lui succède : tout cela n'est pas comparable, avec les macules rouges, vultueuses et passagères, non plus qu'au sommeil qui suit l'attaque dans l'hystérie.

Quant aux formes hybrides et métaptotiques dans ses variétés si diverses, il suffit d'être prévenu de leur possibilité pour arriver à s'y retrouver en analysant avec soin tous les phénomènes, et en suivant attentivement leur évolution. C'est le cas de se rappeler qu'un diagnostic ne se pose pas toujours à première vue, et qu'il faut parfois suivre quelque temps un malade pour se bien rendre compte de son évolution morbide.

2° Passons maintenant au pronostic.

Comme je vous l'ai dit, Messieurs, il n'y a pas de forme vraiment bénigne ou maligne dans l'hystérie, parce qu'il peut dans toutes les formes y avoir des cas bénins ou graves. On a noté qu'il y a eu des faits où la forme d'état a été pendant longtemps à peine définie chez une femme qui au milieu de la vie a présenté tout à coup une attaque de forme convulsive très grave.

De même on ne peut rien dire d'une attaque qui tout à coup se présentera très grave. Il y a des femmes qui n'ont eu jamais qu'une seule attaque semblable; et d'autres chez lesquelles ces attaques se sont renouvelées rapprochées de manière à en avoir plusieurs en un jour, et une dernière mortelle.

D'une manière générale, la forme d'état avec de petites crises passagères est la plus commune; puis, par ordre de fréquence, viennent la forme spasmodique et la forme mono-affective; la forme convulsive est encore moins fréquente que les formes hybrides ou métaptotiques.

D'une manière générale encore, il est rare que la forme convulsive se présente après l'âge de 60 ans; et cependant ce n'est pas impossible; toutes les autres formes peuvent se présenter dans un âge même avancé. En ce moment je soigne une femme qui a dépassé 72 ans et qui est atteinte de la forme spasmodique conjointe à la goutte.

Enfin la maladie n'est surtout grave que dans les cas où la forme convulsive menace la vie par asphyxie ; ou dans les cas de métaptotes amenant la folie ou la phthisie ; ou dans certains cas de forme mono-affective, comme l'anorexie ou les vomissements, ou la toux incoercible dont j'ai vu un cas chez une femme de 40 ans environ qui était en proie à de violents chagrins, et qui succomba dans un état d'émaciation extrême.

3° Maintenant, Messieurs, je vais vous dire quelques mots sur le traitement, je dis quelques mots seulement pour vous faire envisager l'ensemble de la question, car, pour entrer dans ce détail, ce serait infini.

D'abord il n'y a pas un traitement de l'hystérie dans le sens des idées spécifiques. Les anciens avaient bien tout un arsenal antispasmodique et antihystérique ; mais cela sert à bien peu de chose. Il n'y a en fait qu'un traitement tiré des indications, et ces indications, ce sont les phénomènes présentés par la maladie.

Toutefois, il y a un certain nombre de préceptes hygiéniques qui forment dans leur ensemble une sorte de prophylaxie de l'hystérie. En premier lieu, il faut noter une vie régulière et calme au point de vue physique et moral. Il faut éloigner des jeunes filles et de la femme ce qui peut surexciter leur imagination et solliciter leur nervosité. On a dit que le mariage est la meilleure des prophylaxies : cela est une erreur, et c'est le contraire qui est plutôt vrai. En tout cas, tout ce qui peut solliciter l'éveil des sens doit être écarté ; et il faut plutôt éduquer virilement la jeune fille que trop efféminément. Il faut aussi veiller à la régularisation des menstrues : si ce n'est la cause, c'est un des premiers effets de l'état hystérique qui peut amener tout le reste.

Parmi les moyens de l'hygiène, je vous signalerai en particulier les bains qui ne doivent être ni frais ni chauds, et point trop longs. Ils sont d'ailleurs utiles non seulement comme hygiène, mais aussi comme agents de traitement. Bien des fois ils m'ont rendu de bien grands services dans des cas de la forme spasmodique, ou dans des cas de forme mono-affective, comme la toux rebelle. Dans le siècle dernier, Pomme les avait mis beaucoup à la mode et il les faisait prolonger pendant plusieurs heures, ce qui me semble une exagération. Sans aller jusque-là, il ne faut pas oublier ce moyen prophylactique et thérapeutique.

J'en dirai autant des bains de mer qui rendent de très grands services en régularisant les menstrues, et par leur action sur le système veineux peuvent modifier profondément la nervosité ; car vous devez savoir que le développement du système veineux est lié au développement de l'appareil de sensibilité. Mais il faut choisir une station qui ne soit ni trop froide ni trop chaude ; les deux excès sont également mauvais ; c'est ou dans les temps très froids ou dans les saisons très chaudes que l'hystérie se développe.

Cela me mène à vous dire un mot de l'hydrothérapie, qui peut aussi rendre de grands services, mais à laquelle je reproche d'abuser souvent des douches froides, rarement favorables aux hystériques. Des douches tièdes ou alternativement chaudes et froides, m'ont souvent rendu service pour régulariser les époques, ou pour modifier un état hystérique, ou des crises légères de la forme spasmodique.

Il y a aussi une forme d'hydrothérapie qu'on peut employer partout, c'est le bain chaud avec des affusions froides sur la tête pendant cinq minutes. J'ai vu plusieurs fois des crises légères de l'état hystérique, ou même des crises plus fortes de la forme spasmodique céder rapidement à ce moyen. La jeune fille ou la femme étant mise dans un bain non trop chaud, on l'y fait entrer jusqu'à ce que l'eau vienne au menton ; et ayant mis une large éponge sur la tête, on verse avec une écuelle la valeur de deux à trois seaux d'eau fraîche ; puis on remet la malade dans son lit. Cela se répète tous les jours ou tous les deux jours.

Venons maintenant à l'action des médicaments que nous pouvons employer ; et distinguons, pour mettre plus de netteté dans leur examen, d'un côté les attaques convulsives, d'un autre côté toutes les manifestations groupées, mono-affectives.

Dans les grandes attaques, la première chose à faire est de préserver la malade des coups qu'elle peut se donner. Du reste, on est rarement appelé pour cette circonstance, ou quand on arrive, l'attaque est le plus ordinairement terminée. Pendant cette attaque on ne peut rien faire prendre, la malade ne peut avaler. On ne peut donc que lui faire respirer un peu d'éther ou du vinaigre. En cas de contracture à la gorge et de menace de strangulation, on a proposé des inhalations de chloroforme. Une fois l'attaque terminée, rien ne dit qu'elle ne se renouvellera pas ; et en vue d'en prévenir le retour, c'est alors qu'on peut donner, pendant quelque temps, tous les deux jours, ou tous les jours, soit des douches en cercle, soit les affusions froides dont j'ai parlé.

Pour toutes les autres manifestations partielles de l'hystérie, soit en groupes, soit isolées, il faut tenir compte des phénomènes qui se produisent; ce sont eux qu'il faut avoir en vue.

Quand l'état moral prédomine, *hyosciamus*, *pulsatilla*, *stramonium*, répondent aux caractères doux, tristes, timides et peureux à l'excès ; *chamomilla*, *staphysagria*, pour les violences ; *ignatia* et *pulsatilla* quand il y a en même temps des sanglots ou des larmes.

Contre la boule hystérique avec spasme au pharynx, *diadema*, *allium sativum* ou *belladona* et *stramonium*.

Dans les violents battements de cœur durant des heures *thébaïcum* me semble préférable ; je l'ai vu dans plusieurs cas triompher très vite.

Dans les douleurs tiraillantes des membres avec étirement et spasmes s'étendant dans le dos et la poitrine, *valeriana* m'a réussi deux fois très rapidement.

Contre la douleur dans le dos et celle sous-mammaire, *sepia* me semble le principal médicament ; mais je l'ai vu échouer, et j'ai donné *belladone*, *ranunculus*, *spigelia*.

Contre les douleurs de l'ovaire et l'ovarisme, quelquefois tout échoue. *Cocculus*, très vanté, ne m'a souvent rien donné. *Belladone* et *chamomille*, pris en alternance, m'ont réussi dans deux ou trois cas.

En général, quand les douleurs sont d'une extrême violence, la *morphine* soit donnée à l'intérieur, soit injectée sous la peau, est encore le moyen le plus radical. Dans un cas j'ai injecté le *sulfate d'atropine*, un quart de milligramme pour six gouttes. Dans un autre cas où les douleurs s'irradiaient dans tout le ventre avec une violence inouïe, et où je pensai que la goutte jouait son rôle, j'ai injecté quatre à cinq gouttes dans vingt gouttes d'eau de la 1re dilution au 10e de *colchic-semen* ; la douleur fut instantanément arrêtée.

Un des phénomènes dont les hystériques se plaignent le plus souvent est l'oppression du creux de l'estomac avec ballonnement de l'épigastre : j'ai quelquefois donné avec succès la *belladone*, la *diadema*, la *nux vom.*, le *taraxacum* ; mais bien souvent j'ai échoué avec tous. J'ai réussi dans quelques cas, comme dans la douleur des côtés thoraciques, en faisant appliquer un linge mouillé d'eau froide, puis bien essoré, et le faisant recouvrir de plusieurs doubles d'une serviette pour le maintenir en place.

Contre la céphalée du sommet de la tête, le *clou hystérique*, je ne connais rien qui en triomphe facilement. *Sabadilla* m'a quelquefois rendu service, mais il est souvent infidèle. Vous avez vu que chez la malade du n° 11, qui est sortie, j'ai conseillé les douches qui avaient déjà réussi à la malade et dont elle s'est encore une fois bien trouvée. *Valeriana*, *rhus*, *nux moschata* et *sanguinaria* pourraient être invoqués.

CINQUIÈME CONFÉRENCE

—

UN CAS D'HYSTÉRIE MÉNORRHAGIQUE. — PÉRIOSTITE DU FÉMUR. — FIÈVRE TYPHOÏDE. — CANCER DE L'ESTOMAC.

Messieurs,

J'appellerai, aujourd'hui, votre attention d'une manière spéciale sur quelques malades du service qui sont dignes de votre intérêt.

I. Tout d'abord, parlons de la jeune fille qui occupait le n° 8 de la salle des femmes ; son observation se rattache au sujet qui nous a occupés dans les séances précédentes.

Elle est sortie il y a quelques jours à peine, le 3 avril, étant entrée le 18 mars. Elle est entrée avec une perte qui avait paru subitement d'une manière très abondante au moment des règles ; et ce n'est pas la première fois que pareille chose lui arrivait ; semblable fait s'était déjà produit plusieurs fois l'année dernière. Le jour de son entrée, elle nous a dit que la perte avait été presque foudroyante, sans phénomènes précurseurs. Elle l'attribuait à des fatigues, étant demoiselle de magasin et ayant eu à rester debout et à lever des paquets. Rien dans les renseignements que nous avons étudiés ne nous a permis de songer à autre chose qu'à des règles accidentellement très anormales dans l'exagération. Il y a une grande sensibilité dans tout le ventre, mais surtout une hyperesthésie cutanée avec une grande sensibilité à la pression à la région ovarique droite. Il y avait en même temps les premiers jours des tiraillements dans les membres, de l'étranglement et du spasme au pharynx, et une disposition à des pleurs faciles ou à un rire spasmodique nerveux. Comme toute idée de fausse couche nous paraissait devoir être écartée, tant à raison des signes physiques que des signes rationnels, nous jugâmes que c'était là un fait d'hystérie hémorrhagique, une variété de la forme mono-affective.

Les suites semblent bien nous avoir donné raison. Cette perte si forte, qui était venue subitement, s'arrêta de même après quatre jours, sous l'influence de *hamamelis* 3e ; et un peu de pertes blanches ayant paru, *hydrastis* T. M., quatre à cinq gouttes dans l'eau de l'injection, en vinrent facilement à bout en quelques jours.

Nous eûmes ensuite quelques phénomènes nerveux plus accentués dans les membres, l'hyperesthésie abdominale, de la rachialgie et des douleurs de reins, puis quelques retours de perte ; *nux vomica*, *rhus tox.*, *matricaria* et *ledum* furent successivement employés, et vinrent à bout des derniers phénomènes. En moins de quinze jours l'évolution de la maladie était terminée ; et la rapidité du début et de la terminaison, les phénomènes épisodiques sans la moindre fièvre sont des témoignages de la nature de l'affection ; j'estime que vous reconnaîtrez bien là l'ensemble des traits de ces affections hystériques dont nous nous sommes entretenus.

II. Au no 2 de la petite salle des hommes était un jeune homme sorti il y a une dizaine de jours. Quoiqu'il ne soit resté qu'une quinzaine de jours dans la salle, nous nous sommes assez arrêtés à son lit pour que vous ne l'oubliiez pas, surtout en raison de son cas intéressant.

C'était un jeune homme de 21 ans. Il entrait le 13 mars, se plaignant d'une vive douleur et d'un gonflement à la cuisse. Il avait eu une fièvre typhoïde au mois de janvier et de février, et s'en était bien remis. Depuis quinze jours il allait et venait, lorsque le 5 mars il commence à sentir une gêne douloureuse en avant de la cuisse droite ; et après huit jours de malaises douloureux, ne pouvant pas marcher, ni même se tenir debout sans douleur, il entre dans nos salles.

Le point dont il se plaignait était un gonflement très sensible situé sur une partie antérieure du tiers moyen et du tiers inférieur du fémur, dans une étendue de 10 centimètres environ en longueur et de 6 à 7 en largeur. Le gonflement était immobile, et en avant de lui on faisait facilement flotter la masse musculaire qui le recouvrait. Sur ses limites, les bords en semblaient abruptes, comme les bords d'un talus. Le centre était bombé, sensible à la pression, et présentait à la palpation une fluctuation obscure.

Nous diagnostiquâmes une périostite aiguë, tendant à s'abcéder, épisode posthume de la fièvre typhoïde. Il n'est point rare de rencontrer de ces affections complémentaires de la maladie, à la suite des fièvres, particulièrement de la fièvre typhoïde et surtout de la variole ; mais ce sont ordinairement des abcès sous-cutanés ; après la variole, ce sont quelquefois des furoncles. Je me souviens que chez un jeune homme qui était convalescent de variole, il se produisit ainsi successivement une trentaine de petits abcès sous-cutanés, gros comme des avelines, qui paraissaient comme des indurations et tournaient rapidement en deux à trois jours, à la suppuration. Il est plus rare heureusement que semblable chose se produise sur les os ; un des plus curieux exemples que j'aie vu, et qui fut malheureux, fut celui d'un homme qui, après une fièvre typhoïde passée à l'Hôtel-Dieu, rentra dans nos salles où j'étais interne pour une ostéite aiguë du calcaneum : par un mouvement de métaptote il fut pris d'une endocardite avec abcès de la cloison interventriculaire, et y succomba.

Chez notre malade les choses se sont passées plus heureusement. Nous lui prescrivîmes *merc. solub.* (6e) à prendre quatre fois le jour, et la tuméfaction a diminué, est devenue moins sensible peu à peu ; puis la fluctuation obscure qu'on percevait a disparu. Le malade est sorti le 27 mars, treize jours après, étant presque complètement guéri. On ne sentait plus au lieu et place de la tuméfaction qu'une très légère saillie insensible. Le malade promit de rester chez lui sans travailler ni se fatiguer, et de continuer son médicament, jusqu'à ce qu'il ne sente plus rien.

III. Je veux maintenant vous parler du jeune homme de 22 ans alité au n° 5 de la petite salle. Il n'a présenté qu'une fièvre typhoïde en somme assez légère, mais dont quelques traits méritent d'être retenus.

Il est entré le 9 mars, étant malade depuis huit jours, ayant présenté une céphalalgie intense qui lui donnait un air de stupeur, des épistaxis, de la diarrhée.

Nous le voyons le lendemain de son entrée. On le dit très malade, et de fait il a le teint plombé, les traits assez altérés ; il comprend assez mal ce qu'on lui demande, répond sans paraître bien savoir ce qu'il dit, paraît plongé dans la stupeur dont on le tire difficilement. La température est à 40°6, le pouls seulement à 76 ; et ce désaccord entre le pouls et la température semble un défaut de coordination entre les phénomènes morbides, une sorte d'anormalité, peut-être d'ataxie. Les pupilles sont très dilatées, et cependant leur contractilité paraît encore assez bonne, la lumière les fait contracter facilement. Il y a de la diarrhée et une douleur très vive dans la fosse iliaque droite.

Quoique l'état du malade eût une apparence assez grave, je vous ai signalé dès ce premier jour que cependant je ne croyais pas à une gravité réelle, parce que d'une part j'estime qu'il vaut mieux se fier au pouls qu'au thermomètre, et que la semi-conservation de la contractilité pupillaire m'avait toujours paru un bon signe d'une très grande valeur. Je prescrivis *ars.* (3e) et *rhus* (3e) avec 75 centigr. de sulfate de quinine.

Le 13, la température est à 39°, le pouls à 72. La quinine a été continuée deux jours. Il y a eu insomnie complète ces deux nuits. *Ars* (3e) ; *thebaïc.*, (1re/10e), 20 centig. en une fois le soir.

Le 15, le mieux paraît sensible ; même traitement. Le 16, temp. à 38°4 le matin, le pouls à 68. Le soir temp. à 38°6. La bronchite s'est accentuée ; on donne *bryone* (3e) seule.

18. Le mieux continue ; temp. à 37°, le soir 38° ; le pouls du matin à 86. La bronchite s'aggrave, la diarrhée persiste. *Ars* 3e.

21. Temp. à 37°8 le matin, 38°8 le soir. Il se produit une gingivite très accentuée. *Merc. solub.* (6e).

24. Le mieux s'établit chaque jour. La temp. à 37° et 37°8 ; le pouls à 68. On suspend tout traitement.

26. La température se relève un peu, et la diarrhée est plus forte. *Ars.* (3e).

A partir de ce jour le malade commence à manger, et prend chaque jour des forces. Il est délivré de toute stupeur et se montre intelligent et actif.

Le 4 avril on suspend tout traitement. Il sort guéri le 7, pour aller faire sa convalescence dans sa famille.

Vous voyez, Messieurs, que, comme nous vous le disions, malgré les apparences un peu terribles du début, tout s'est passé et terminé heureusement.

IV. Venons maintenant à deux malades que je veux poser en parallèle devant vous, parce qu'ils présentent deux cas de cancer de l'estomac ou réputés tels. Vous voyez que je ne me compromets pas, puisque je n'affirme rien ; mais c'est précisément parce que dans des cas semblables il me semble que le médecin ne doit rien affirmer, se tenir sur la réserve, parce que le diagnostic est difficile et doit être suspendu, que je veux avec vous en faire l'analyse.

En principe, il faut toujours avoir un diagnostic, sans quoi on n'a point de ligne de conduite ; et ici, dans mon for intérieur, je diagnostique le cancer, et par cela même j'agis en conséquence. Mais en raison de la difficulté d'avoir une certitude absolue, je me réserve, prêt à me conduire comme s'il n'y avait qu'une gastralgie. Avec vous, je me livre : si j'étais devant une famille je ferais craindre, mais aussi je me réserverais.

1° La malade qui est au n° 15 de la salle des femmes est âgée de 55 ans ; elle en paraît dix de plus. Elle est entrée le 24 mars, faisant remonter le début de sa maladie à plus de six mois, se disant plus souffrante dans les derniers trois mois, et surtout depuis un mois. D'abord elle manquait d'appétit, ne pouvait manger, souffrait à l'estomac, dans la poitrine et dans le dos, vomissant souvent sa nourriture, ne pouvant supporter que des potages. Tout cela s'est aggravé dans les dernières semaines ; et elle entre à l'hôpital ne pouvant plus faire son service de domestique. Elle est maigre avec le ventre un peu ballonné ; elle a le teint terreux, bistré plutôt que jaune. Elle se plaint de douleurs à l'estomac qui s'irradient dans les hypochondres, dans la poitrine, et parfois jusqu'à la gorge où elle ressent de l'étranglement avec des envies de vomir. A la palpation du creux épigastrique on ne perçoit aucune tumeur ; on ne sent que la résistance d'une pneumatose assez étendue confirmée par la percussion. La fièvre est nulle. Depuis hier matin qu'elle est entrée elle a vomi presque tout ce qu'elle a pris.

Je diagnostique un ulcère de l'estomac probablement vers l'orifice œsophagien en raison des spasmes pharyngiens avec nausées ; peut-être un ulcère simple, peut-être un ulcère cancéreux.

Le lendemain et le jour suivant, des vomissements noirs dont l'un composé de *melena* presque pur, mais point très abondant. On lui donne *nux vom.* (3e), et *métall. alb.* (3)[e], puis *graphite,* (6e).

Le 31, les vomissements continuent, la malade ne garde rien de ce qu'elle prend. *Nux vom.* (3e) et *graph.* (6e) alternés d'heure en heure.

Le 1er avril, il y a du mieux, la malade a gardé les bouillons et un petit potage qu'elle a pris.

A partir de ce moment, le mieux va s'accentuant ; on augmente l'alimentation par le nombre des potages et du lait ; puis ces jours derniers un peu de viande ; et aujourd'hui 10 avril, elle commence à sentir ses forces revenir ; elle s'est levée dans la salle ; son teint devient meilleur et prend une teinte légèrement rosée.

Voilà pour notre première malade. Nous avons là tous les signes rationnels d'un ulcère probablement cancéreux de l'estomac, mais nous n'avons point l'empâtement au creux épigastrique ou vers l'orifice pylorique et la grande courbure, qu'on sent à la palpation et à la percussion dans les cas où la maladie est vraiment confirmée. Nous avons les signes rationnels, nous n'avons pas tous les signes physiques. Cette malade est déjà beaucoup mieux ; peut-être sortira-t-elle guérie en apparence, mais je craindrais alors une récidive plus grave.

2° Pour l'autre malade, c'est un homme, âgé de 40 ans, couché au n° 6 de la petite salle des hommes, entré le 24 mai, le même jour que la malade dont je viens de vous parler. Il se dit malade depuis plusieurs années. Cuisinier de sa profession, il s'est laissé aller quelquefois à des excès de boisson et a souffert à plusieurs reprises de nausées, de douleurs vives à l'estomac, de vomissements d'aliments ou de glaires, de pituites. Il était d'ailleurs très fort, et est encore extrêmement replet, quoiqu'il prétende avoir beaucoup perdu ; il est gros de figure, du corps et des membres, comme un homme des plus gros qu'on puisse voir. Sa peau est pâle jaune, ayant ce qu'on nomme de l'ictéritie qui n'est pas de l'ictère.

C'est depuis deux mois surtout qu'il est plus malade, s'étant livré à un lavage de l'estomac qui lui a fort mal réussi, à la suite duquel ses douleurs qui s'irradient dans le dos, sous les hypochondres, surtout du côté de la grande courbure, sont devenues d'une extrême violence. Elles se calment parfois pendant quelques heures pour revenir avec une extrême intensité, et alors il se tord littéralement, la sueur lui perle sur la figure et sur les membres ; il pousse des cris déchirants. C'est depuis ce lavage et ces douleurs, qu'il s'est mis à vomir du sang rouge, et parfois des matières noirâtres abondantes. Ces vomissements durent souvent toute une journée pour s'arrêter pendant quelques jours, et reparaître.

A la percussion et à la palpation la région gastrique est bombée, dilatée, comme d'ailleurs tout l'abdomen. On n'y perçoit qu'un développement très abondant de gaz, sans empâtement, sans tumeur manifeste.

Le 25 et les jours suivants, cet état continue ; les vomissements se montrent plusieurs fois le jour, avec du sang en abondance, et des matières mélaniques abondantes.

Cette première journée et la nuit suivante les douleurs sont d'une telle acuité qu'on fait des piqûres de morphine deux fois le jour. On donne *nux vom.* (3e), et *graph.* (6e).

Le 28, l'état semble se calmer un peu, les vomissements sort fort peu de chose, et plutôt glaireux ; mais il s'est produit des douleurs du côté de la vessie et de l'anus qui suppriment les autres, et sont aussi violentes. *Capsicum* 3e.

Le 30, le ténesme vésical et anal est calmé, mais les vomissements ont reparu. *Nux vom.* et *graphite.*

31. Plusieurs vomissements abondants de sang et de matière noire. *Nux vom.* et *graph.*

2 avril. Les vomissements sont arrêtés, mais les douleurs de l'estomac sont extrêmement vives. *Veratrum* (3e), *graph.* (6e).

Douleurs très vives à la suite d'un potage qui a cependant passé. *Bryone* et *graph.*

8. Douleurs très vives à la suite d'un bouillon gras. *Puls.* et *graph.*

9. Douleurs toujours très vives s'irradiant vers le foie. *Meloë* (3e) et *graph.* On continue les piqûres de morphine deux fois le jour.

Les vomissements n'ont point reparu depuis le 4, et les douleurs, quoique toujours très vives parfois, semblent s'amender.

Aujourd'hui, 10, il y a un mieux sensible : les vomissements n'ont point reparu depuis six jours, les douleurs sont apaisées parfois pendant plusieurs heures ; le malade commence à manger des potages, même un peu de viande.

Ici, Messieurs, le diagnostic est encore difficile. Sans doute nous avons tous les signes rationnels du cancer de l'estomac, mais nous n'avons pas l'empâtement qui en est le signe physique. Remarquez, d'ailleurs, que nous avons affaire avec un homme très fort, qui ne paraît pas avec son obésité avoir pâti comme cela arrive dans le cancer, et malgré ses extrêmes souffrances. Remarquez encore que cet homme pourrait être un goutteux ; que dans la goutte le défaut d'excrétion urinaire, qui existe ici, amène des pituites et des vomissements pituiteux causés par une excrétion stomacale de l'acide urique ; que depuis qu'il souffre, dix années, ou environ, nous a-t-il dit, ce malade peut avoir eu surtout de la gastralgie goutteuse qui amène quelquefois des ulcérations de l'estomac, principalement vers l'orifice œsophagien en raison des régurgitations acides ; et il se peut que ce malade n'ait encore que des ulcérations goutteuses capables de se transformer en cancer.

Permettez-moi de vous rappeler une observation remarquable et très détaillée, publiée il y a vingt mois par M. Vulpian à propos de la mort d'un fils de roi. C'était aussi un malade qui avait été très obèse, et d'un tempérament goutteux, chez qui l'affection gastrique avait commencé par des pituites et des régurgitations pituiteuses acides, et chez qui M. Vulpian ne trouva que des ulcérations autour de l'orifice œsphagien, après une mort très douloureuse précédée de vomissements de sang et de vomissements noirs répétés. Là, il est vrai, se trouvait un empâtement en avant de l'estomac, mais causé par un engorgement ganglionnaire qui, si je ne me trompe, a déjà été noté comme pouvant accompagner l'ulcère de l'estomac.

D'un autre coté, j'ai devers moi deux exemples très nets et un troisième plus obscur de malades qui ayant été goutteux sont morts l'un d'un cancer du foie et de l'estomac, l'autre d'un cancer de l'estomac ; le troisième d'un cancer de l'intestin ; et j'estime de là que les relations entre la goutte et le cancer ne sont pas si éloignées qu'on pourrait le croire, que le passage par métaptote de l'un à l'autre est chose possible, surtout en raison du rôle de l'acide urique sur la muqueuse stomacale. Je suis donc disposé à dire de notre malade ce que je disais de M. le Comte de Chambord avant sa mort : je crois qu'il y a là une affection d'origine goutteuse en train de se terminer comme un cancer. Vous voyez qu'ici encore, comme pour notre malade de la salle des femmes, j'indique le sens de mon diagnostic plus tôt que je ne le précise. Dans des cas semblables la réserve s'impose.

SIXIÈME CONFÉRENCE

—

TRAITEMENT DU CANCER DE L'ESTOMAC. — DE LA MORPHINE ET DES AUTRES MÉDICAMENTS.

Messieurs,

Je vous ai parlé, dans notre dernière réunion, de deux de nos malades qui sont atteints d'une affection gastrique où on peut suspecter le cancer de l'estomac, non point cependant l'affirmer absolument, parce que les signes sont incomplets. A ce propos je me suis étendu sur la difficulté fréquente de ce diagnostic, et j'ai cherché à vous en donner les raisons. Mais il m'a semblé que ce sujet demandait un complément d'étude relatif au traitement de cette affection, et qu'en vous exposant les traits principaux de ce traitement, je pourrais vous intéresser davantage à nos malades, en vous mettant à même de mieux suivre le traitement que j'ai institué et que je pourrai modifier selon l'état des malades. Ainsi que je vous l'ai dit, la règle, dans des cas semblables, est de viser la maladie selon le diagnostic le plus probable, tout en se réservant de modifier son action si le mouvement morbide semble prendre une autre modalité.

Veuillez bien remarquer, Messieurs, que, comme je crois vous l'avoir déjà dit, la maladie n'a pas d'être matériel, substantiel; elle n'est qu'un mouvement morbide de notre nature. Nous ne la connaissons donc que par les phénomènes qui la traduisent, et nous ne pouvons l'atteindre qu'en modifiant le mouvement phénoménal qui la montre.

On s'est beaucoup moqué pendant un certain temps, lorsque régnaient les utopies de l'organicisme, de la médecine des symptômes. On riait ironiquement de la médecine pratique, qui ne fait que suivre la plus antique et la plus constante de nos traditions, de ne juger des choses que d'après ce qu'elles montrent, et de ne viser à les atteindre que dans ce qu'on en voit. Les théories régnantes très présomptueuses — les théories le sont toujours autant que vaines — disaient que le progrès scientifique doit être de considérer la nature intime des choses, comme si la nature intime des choses devait jamais être connue. C'était du roman. Le fond des choses, l'intime des choses, c'est le perpétuel inconnu et inconnaissable: nous ne pouvons savoir et connaître que ce qui se montre et selon ce qu'il nous montre. L'intime de la maladie, c'est un mouvement, et ce mouvement ne nous est perceptible que par ses phénomènes, et nous ne saurions l'atteindre que dans le mécanisme de ses phénomènes.

Il y a, il est vrai, une pratique symptomatique qui consiste à ne voir que chaque phénomène en particulier et à ne viser que chacun d'eux en détail. Je crois qu'il y a là, en effet, une erreur, parce que là vous omettez de viser l'ensemble du mouvement morbide; et, dispersant vos actions médicamenteuses en même temps que vous les isolez, vous n'atteignez pas le mouvement lui-même, vous n'en touchez pour ainsi dire que l'extériorité. Si, au contraire, vous ne considérez les phénomènes que pour les comprendre dans leurs conjonctions et leur coordination, de manière à viser ce que je nommerais volontiers le nœud du mouvement, et à éteindre ce mouvement dans un point d'où dépend le concours de ses manifestations, alors, votre médication symptomatique sera rationnelle et utile autant que traditionnelle.

Ainsi, pour la question qui nous occupe spécialement, nous avons un certain nombre de phénomènes principaux du cancer de l'estomac : les douleurs, les aigreurs et pituites, l'action du foie, les vomissements, le malaise, l'anorexie, le spasme œsophagien et la toux nerveuse, l'état moral. De ces phénomènes divers, un ou deux, peut-être trois, seront dominants ; et le plus ordinaire il n'y en a qu'un, ou au plus deux, qui dominent et qui semblent tenir les autres sous leur dépendance. Il n'y a donc point lieu de les viser tous en même temps, mais de viser seulement celui ou ceux qui dominent et dont les autres peuvent dépendre.

L'indication n'est donc pas absolument tous les phénomènes, ni en particulier tel ou tel d'entre eux ; l'indication est la coordination de ces phénomènes dans l'ordre des subordinations où ils se présentent selon le malade ; de telle sorte que les phénomènes subordinateurs étant comprimés, tous les autres qui en dépendaient s'éteignent d'eux-mêmes.

Dans le cancer de l'estomac, chacun des phénomènes principaux peut être l'élément subordinateur ; c'est ce qu'il faut dire. Dans beaucoup de cas, c'est l'élément douleur seul ou joint au vomissement qui semble subordonner les autres, comme chez notre cuisinier ; chez d'autres, comme chez la femme du n° 15, c'est le vomissement seul, ou le vomissement alimentaire et de sang : ce sont deux indications différentes.

Occupons-nous d'abord de la douleur. Quand elle domine toute la scène dans une maladie, c'est le plus ordinairement la première indication dont il faut s'occuper ; et quand cette douleur acquiert une acuité extrême où le malade est fou d'exaspération, ou abattu et comme terrassé, il n'y a aucun médicament qui puisse rendre autant de services que la morphine, soit à l'intérieur, soit et surtout en injections hypodermiques.

Dans les cas où la douleur est aiguë, mais encore modérée, vous pouvez l'atteindre et en venir à bout avec *veratr. alb.*, *canthar-metall.*, *alb.*, *lachesis*, *nux vomica*, *sepia*, *thuya*, à la 3e dilution. Mais quand la douleur devient pour ainsi dire extravagante, il n'y a que la morphine.

Et lorsque la morphine a apaisé la grande douleur, il peut arriver qu'elle la comprime sans l'apaiser tout à fait : on se trouve bien alors de donner un ou deux de ces médicaments, tout en continuant la morphine si cela est nécessaire.

Je vous donne là, Messieurs, la règle de ma conduite et de celle de mes principaux confrères. Cela devrait suffire, puisque cette règle est pour nous le résultat de notre expérience. Mais je ne veux point vous cacher que cette règle a été blâmée par certains homœopathes comme n'étant pas suffisamment homœophatique, et blâmée par nos confrères allopathes comme le fait d'un manque de confiance en l'homœopathie.

Cette double chicane, et Dieu sait de quelles moqueries on l'a assaisonnée dans les deux camps, commence à tomber de mode, mais on s'en sert encore assez pour que, devant vous, je prenne à tâche de justifier les opinions que je vous soumets.

Du vivant même de Hahnemann deux partis se sont

formés entre les médecins qui se ralliaient à ses réformes. Dans l'un, les adeptes fervents et un peu fanatiques, prétendaient que l'homœopathie devait tout remplacer de l'ancienne médecine, suffire à tout, c'étaient les *sufficientistes*. Dans l'autre parti on acceptait la loi de similitude et l'atténuation des doses, mais encore sous réserve d'inventaire, avec l'affirmation très nette et très résolue de ne rien laisser perdre de l'ancienne médecine, et de n'abandonner que ce que l'on pourrait remplacer avantageusement. Ceux-là, qui gardaient la quinine à haute dose, même les vésicatoires, les purgatifs et la saignée, on s'en moquait, on en ricanait ; c'étaient des *insufficientistes* qui ne connaissaient point l'homœopathie.

Tout cela est ridicule, Messieurs ; il y a ainsi bien des choses dans l'histoire, qui vues à distance, paraissent ridicules et niaises. Aujourd'hui que la vérité est irrécusable, qu'il est absolument démontré qu'on ne peut se priver des hautes doses dans certains cas, et qu'en fait c'est la raison qui commande de n'abandonner que ce qu'on peut remplacer avantageusement, les insufficientistes dont on a si bien ricané, c'est à peu près tout le monde.

Eh ! bien donc, dans le cancer, comme dans tout autre cas où il y a une violente douleur dont on ne peut venir à bout par des médicaments atténués, ce serait une honte et un acte coupable de ne pas soulager le malade quand on peut le faire avec la morphine ; et dans les douleurs du cancer, comme dans les douleurs de la gangrène spontanée, ou dans d'autres douleurs incoercibles, il n'y a que la morphine à employer tout d'abord, et il ne faut pas hésiter.

Remarquez, d'ailleurs, que la morphine n'agit pas seulement comme un calmant, mais aussi comme un modificateur profond de l'organisme. Il y a quelques années, je soignais un cancer du sein profondément ulcéré, ayant détruit déjà la moitié de l'organe : les douleurs étaient extrêmement vives ; en même temps que je faisais lotionner avec une solution faible d'*hydrastis*, je donnais la morphine à l'intérieur ; pendant une absence que je fis, mon fils qui me remplaçait dut faire laisser l'hydrastis et ne donna que la morphine dont il augmenta la dose ; à mon retour je fus stupéfait de voir l'amélioration qui s'était produite, la marche considérable d'une cicatrisation qui s'avançait de tous côtés. La malade qui, par suite de revers de fortune, dut quitter Paris, nous échappa ; je ne sais ce qu'elle devint, et peut-être ayant délaissé son traitement, est-elle allée mourir au loin. Mais ce que je pus voir n'en est pas moins certain : près de la moitié de la plaie était cicatrisée ; et ainsi la morphine avait non seulement calmé les violentes douleurs, elle avait en outre profondément modifié l'affection même.

Voulez-vous encore un autre exemple ? Étant allé dans une petite ville de province, on me fit voir une pauvre malade âgée qui avait une tumeur dans le ventre et souffrait cruellement depuis des mois. Je l'examinai avec soin et je trouvai une tumeur dure très étendue en avant des intestins qui me parut un squirrhe de l'épiploon et du mésentère. Il n'y avait point de traitement à instituer : les douleurs, d'une violence extrême, étaient l'indication principale ; je conseillai des injections hypodermiques de chlorhydrate de morphine, matin et soir, ce qu'on fit. Il y a quelque temps, me retrouvant dans cette petite ville, je m'enquis de la malade qu'on m'avait présentée ; je la trouvai assise sur une chaise, et travaillant. Sa grosseur avait considérablement diminué, les douleurs étaient très supportables, grâce aux injections de morphine que l'on continuait matin et soir, ou de temps en temps, une seule fois le jour ; les forces étaient revenues. Or, Messieurs, il y avait cinq ou six ans que j'avais donné mon premier conseil et que l'on continuait les piqûres.

Voilà pour l'usage de la morphine ; cet usage est d'une utilité irrécusable.

Mais ce n'est là qu'un côté de la question. Remarquez que j'ai bien dit en même temps que la morphine n'empêche point de donner d'autres médicaments. Là-dessus on se récrie, et on se moque du médecin qui, en donnant une haute dose d'un médicament, ne comprend pas qu'une dose très atténuée d'un autre médicament puisse avoir de l'action. En médecine, Messieurs, un des principaux arguments en toute question, le principal même et souvent l'unique, le plus facile d'ailleurs, c'est la moquerie et le ricanement. Il n'en est pas moins vrai qu'en fait, c'est le contraire de ce qui ricane qui est le vrai. A cet égard l'expérience est absolument certaine pour quiconque y veut regarder ; on peut donner en même temps, sur le même sujet, dans la même maladie, dans le même moment, un médicament à très forte dose et un autre à dose trés atténuée, sans qu'ils se gênent dans leur action. Ainsi, dans un iritis syphilitique, j'ai très bien donné et avec succès, 2 grammes d'iodure de potassium par jour, et en même temps la belladone à la 30e et à la 200e.

Eh! Messieurs, pourquoi se récrier contre les faits qui ont des analogues dans les autres sciences, et qu'ainsi la raison autorise. Est-ce que deux mouvements différents ne peuvent coexister dans un même corps sans se nuire : un mouvement de translation, par exemple, et un mouvement moléculaire ? Est-ce que dans l'organisme le mouvement cellulaire n'est pas indépendant du mouvement circulatoire ? Ne démontre-t-on pas en physique qu'un conducteur métallique peut être chauffé à des degrés très différents, même très élevés, pourvu que le corps n'en soit pas altéré, sans que le courant électrique qui passe par ce conducteur en soit atteint ? Bien plus, on a démontré qu'un des mouvements peut aider à l'autre, qu'un conducteur chauffé conduit bien mieux l'électricité qu'un conducteur humide ; et mieux encore, on a démontré que la chaleur d'un poêle produit l'électricité dans un conducteur qui entoure ce poèle. Des plaques de cuivre polies et chauffées réfléchissent aussi bien la lumière que si elles étaient à froid ; et ce n'est que lorsque la chaleur a modifié profondément l'état moléculaire de la lame de cuivre, que la réflexion du rayon lumineux peut être modifiée sans être supprimée.

Puisque la raison des choses scientifiques comme l'expérience démontre la possibilité d'actions différentes dans le même corps, la question seule est de savoir sous quelles conditions cette possibilité existe ; et l'expérience que nous en aurons, nous autorisera à donner en même temps que la morphine l'un des médicaments que je vous ai indiqués contre les douleurs du cancer de l'estomac, selon les indications particulières.

Au lieu de la douleur, ou avec elle, et quelquefois se la subordonnant, on peut voir au début de l'affection qui nous occupe, des aigreurs et des pituites qui reviennent le matin plus ou moins fréquentes. Quelquefois ces phénomènes dépendent d'une action morbide sur les reins, comme chez les albuminuriques ou les goutteux, ou les ivrognes ; c'est un point dont il faut s'assurer. *Nux vom.*, *graphite*, *petroleum*, *sulfuris acidum*, *arsenic*, *drosera*, sont des médicaments qui peuvent alors rendre service.

Dans quelques cas, il y a en même temps une irradiation de la douleur du côté du foie ; et à la palpation cet organe paraît souffrir conjointement avec l'estomac dans les débuts. Alors, *cantharis*, *ricinus*, *mercurius*, *china*, semblent préférables.

Mais le phénomène principal de la maladie, c'est le vomissement plus ou moins répété ; vomissements d'aliments ou de sang, ou de melœna ; vomissement qui reviendra quelquefois tous les jours, ou plusieurs fois le jour, ou tous les trois ou quatre jours, ou même après plusieurs jours, et vous savez qu'alors, je crois vous l'avoir dit, on reconnaît les aliments ingérés de la veille ou de l'avant-veille, ou depuis plusieurs jours, leur digestion gastrique n'ayant pas été faite.

Nux vom. et graphites donnés en les alternant à espaces plus ou moins courts, quelquefois le premier avant, le second après le repas, sont les deux principaux médicaments à employer ; et ils sont souvent héroïques, dans nombre de cas même qui ne sont pas cancéreux. On a, dans ces derniers temps, attribué à un médecin ou à un autre, leur usage qui s'est très répandu. D'après ce que j'en ai pu savoir de tradition orale, c'est aux disciples de Hahnemann que l'on doit cette application de ces deux médicaments donnés ainsi conjointement en alternance, et dont l'effet est parfois merveilleux.

En dehors de ces deux médicaments, *arsenic*, *plumbum*, *kali bichromicum*, qui est surtout utile dans les vomissements pituiteux ; *phosphorus* et *millefolium*, ou *lachesis* et *ipeca* pour les vomissements de sang et le melœna sont les principaux médicaments. Vous avez vu que chez la femme du n° 15, qui a eu deux ou trois vomissements de melœna dans les premiers jours, *nux vom. et graph.* ont suffi pour les arrêter.

L'anorexie est aussi presque constamment un des phénomènes principaux du cancer de l'estomac, et extrêmement rebelle ; il n'y a guère que l'hystérie où on le rencontre aussi tenace et incoercible. Et le plus souvent, malheureusement, nous sommes désarmés. C'est cependant quelquefois, comme je viens de vous le dire, le phénomène principal ou même unique ; les douleurs sont rares, ou même médiocres ; les vomissements sont nuls ou très éloignés, et la répugnance pour tout aliment est invincible ; vous l'avez vu chez la femme du n° 15, et chez elle *nux vom.* et *graph.* en ont triomphé comme du reste.

En dehors de ces deux médicaments, il y a le *china*, *ars.*, *kali hydriod.*, *pulsatilla* qui peuvent être donnés.

Un des phénomènes qu'on rencontre rarement, et que cependant j'ai vu être très rebelle, c'est une toux quinteuse qui semble être en rapport avec l'estomac, car il n'y a rien dans la poitrine, avec une sorte de spasme pharyngien, qui tiennent, je crois, à quelques érosions ou ulcérations à l'ouverture œsophagienne de l'estomac, et se produisent par une sorte d'action réflexe du pneumo-gastrique. J'en ai triomphé deux fois avec *diadema*, une autre fois avec *allium cepa*. *Chamomilla, kali bichrom.* me semblent y répondre également.

Enfin, Messieurs, il faut tenir compte de l'état moral du malade qui joue un grand rôle dans la marche de la maladie. Le chagrin et surtout par perte de posititi on ou d'argent ont une influence considérable dans le développement et la marche du cancer de l'estomac ; j'en ai vu plusieurs exemples.

Quand il y a lieu de soupçonner l'action prépondérante

de cette influence, *ignatia* et *staphysagria* m'ont paru avoir une action non pas seulement égale, mais supérieure à celle de *nux vom.* et *graph.* pour la plupart des phénomènes de la maladie. J'ai devers moi quelques exemples les plus émouvants d'hommes qui, ayant perdu leur place dans les bouleversements politiques, se voyant réduits presque à la misère après avoir occupé des emplois où une existence aisée leur était assurée, tomber dans un chagrin sombre et profond, et présenter une anorexie rebelle, des vomissements répétés d'aliments et de sang, même de sang noir, avoir été remis pour un temps plus ou moins long. L'un d'eux resta plus de deux ans sans rien ressentir, et il avait repris sa santé antérieure, lorsqu'un nouveau déboire ramena la maladie dont il mourut rapidement.

SEPTIÈME CONFÉRENCE

—

LA LOI DE SIMILITUDE; SON INTERPRÉTATION.

Messieurs,

Vous avez bien le droit de me demander, et j'ai le devoir de vous dire en quel sens j'entends le principe de similitude, comment je l'interprète et comment il me sert de guide; et comme nous retrouverons, dans huit jours, les malades dont je pourrais vous parler aujourd'hui, je consacrerai cette séance à la question qui vous préoccupe.

Le sens exact de notre principe est celui-ci : *le médicament est appelé à guérir les phénomènes morbides analogues à ceux qu'il peut développer physiologiquement.*

En fait, cette formule n'est point autre chose qu'une expression plus exacte et plus précise de la loi de localisation dans la *médication* dite *altérante.*

Veuillez remarquer, Messieurs, qu'il n'y a jamais eu que deux sortes de médications, la *médication naturiste* et la *médication altérante* ; et il paraît probable qu'il ne saurait y en avoir d'autres, puisqu'il n'y a jamais eu que ces deux-là.

On nomme *médication naturiste* celle qui imite la nature dans les guérisons spontanées. Car, comme les anciens avaient remarqué que les maladies guérissent naturellement par une crise, un saignement de nez ou une autre hémorrhagie, ou un flux bilieux ou séreux, ou une diurèse, ou une sueur, ou un érysipèle, ou une éruption, des abcès cutanés, ils avaient pensé obtenir les mêmes résultats en pratiquant artificiellement une crise analogue par la saignée ou les sangsues, ou les vomitifs et les purgatifs, les diurétiques, les sudorifiques, ou les révulsifs, les ustions même. Tel est le sens général de toutes ces médications particulières, qui rentrent dans l'idée générique de *médication naturiste*.

D'un autre côté, ils avaient enfin remarqué que beaucoup d'agents pris à l'intérieur aident à guérir les maladies, ou les guérissent sans produire aucune évacuation, sans déterminer aucun phénomène particulier, et comme allant modifier sur place le mal où il se produit; ils entendaient que ce genre d'action est une sorte d'*altération* ou de *modification* du mouvement morbide, là où il se passe. Car le mot latin *alteratio* n'avait pas le sens de malfaisance que nous lui attribuons vulgairement, mais bien le sens de *modification* dans le sens actuel de notre langage. Ils entendaient, comme nous le dirions aujourd'hui, que le médicament va modifier l'action vitale là où il agit.

Ce genre d'action altérante, que je nommerai modificatrice, pour employer notre langage, comprenait les *spécifiques* dont le mode d'action est inconnu ; *specificus vel ignotus*, disait-on. Ou bien on interprétait l'action par une théorie médicale, en disant que c'était un antiphlogistique, un antiscrofuleux, un désobstruant, un incisif, ou autre ; car il y avait nombre de ces théories. Mais d'autres médecins, qui se contentaient d'être des observateurs, et qu'on nomme souvent des empiriques, s'attachaient à constater les localisations particulières que les médicaments leur paraissaient avoir ; et ils enregistraient avec soin ces localisations dans leurs tabulations de matière médicale. Ce fut surtout au XVIIIe siècle que cette idée de sélection et de localisation des médicaments fut étudiée ; et nombre de médecins entendaient ainsi l'action des médicaments de la médication altérante : pour eux, le médicament guérit parce qu'il va modifier insensiblement l'action vitale là où se produit la maladie, le phénomène morbide.

Vous trouverez dans Störck, dont notre confrère, M. Piedvache, publie la traduction dans l'*Art médical*, que c'était là le sens exact de ses études de matière médicale. C'était au nom de cette localisation que l'on donnait l'ipéca dans la dysenterie ; et ainsi de bien d'autres que vous trouverez dans l'histoire de la médecine. Aussi, beaucoup d'auteurs de matière médicale, comme Vogel, Ruti, Cullen, Lieutaud n'omettaient pas de préciser ces actions localisatrices des médicaments. Enfin, J. Hunter démontra que le mercure guérit la syphilis, non par une action inconnue, mais parce que cet agent porte son action sur les mêmes points où la syphilis porte la sienne, y produisant une sorte de contre-irritation médicamenteuse qui supprime l'irritation morbide.

Cela étant, Messieurs, il n'y a plus qu'un pas à faire pour se trouver en pleine loi de similitude qui n'est qu'une perfection de la loi de localisation.

En effet, comment mieux constater que tel médicament agira bien sur la peau où on voudrait agir, ou sur le poumon, ou sur le foie, ou sur le cœur, etc., qu'en voyant par expérience que c'est bien là qu'il produit physiologiquement son action.

Et comme dans le même organe, sur le même point, il

peut y avoir des actions différentes, comment mieux savoir que le médicament agira bien sur l'action à modifier qu'en constatant que l'action physiologique du médicament est analogue à l'action morbide. Ainsi à la peau vous pouvez avoir des rougeurs, des vésicules, des pustules, des papules, des croûtes : le médicament qui agira sur les rougeurs sera bien celui qui en produit ; et ainsi pour les autres phénomènes.

Considérez bien, en effet, que le phénomène morbide est une action physiologique du mécanisme de la vitalité ; la toux est un spasme de l'appareil respiratoire, comme le vomissement est un spasme de l'estomac ; et de même les éruptions sont des actions de mouvements trophiques de l'appareil cutané. Ces phénomènes ne sont pas apportés du dehors par la maladie ou le médicament, ce sont des phénomènes de l'organisme : c'est simplement un mécanisme qui peut être mû par la maladie ou le médicament. Et la preuve que ces deux causes agissent dans le même point et dans le même sens, c'est qu'ils produisent des phénomènes semblables.

Ainsi, Messieurs, la loi de similitude n'est qu'une formule plus exacte, plus précise de l'ancienne loi de localisation et de sélection des médicaments ; et vous voyez qu'il n'y a rien là qui prête aux moqueries et aux rires sardoniques, à moins que ce ne soit dans des têtes un peu trop légères.

Mais, Messieurs, je n'ai encore accompli que la moitié de ma tâche. Je pense que maintenant la loi de similitude est justifiée, et je crois bien qu'elle l'est à vos yeux comme aux miens : cela étant, comment le médicament allant modifier l'action morbide là où il agit guérit-il la maladie ?

J. Hunter, qui a précédé Hahnemann, en donne trois explications. Dans son *Traité sur la syphilis*, il constate que le mercure portant son action sur tous les points où la syphilis porte la sienne, y produit une contre-irritation qui détruit l'irritation syphilitique. Dans son *Traité sur le sang*, il estime que les médicaments peuvent agir comme le fait une maladie qui arrivant sur le lieu où une autre existe déjà, guérit cette ancienne en occupant sa place. Enfin, dans ses *Principes de chirurgie*, excellent livre de médecine générale, dont je vous conseille fortement la lecture, il estime que l'action épuise la prédisposition, à la condition toutefois, faut-il ajouter, qu'elle n'épuise pas le sujet ; ce qui ne touche notre question que secondairement et par voie d'interprétation.

Hahnemann s'est inspiré des deux premières explications de J. Hunter, sans dire s'il préférait l'une à l'autre. Dans son premier opuscule, *Essai sur un nouveau principe*, paru en 1796, il estime surtout que le médicament produit une aggravation à laquelle succède un mouvement inverse de réaction curative. En 1805, dans *la Médecine de l'expérience*, il insiste sur l'analogie qui existe entre l'action du médicament et l'effet d'une maladie aiguë qui guérit une maladie antérieure en prenant sa place, comme cela arrive par exemple chez un enfant atteint d'impétigo, guérit de cette maladie en prenant la variole. Dans son *Organon*, en 1810, il réunit ces deux explications et semble les accepter toutes deux, sans paraître s'apercevoir qu'elles sont contradictoires.

Pour moi, Messieurs, j'ai déjà publié que ces deux explications ne me satisfont pas, sans récuser qu'on puisse trouver des faits divers où il semble qu'elles soient applicables ; et que si acceptables qu'elles soient dans certains cas particuliers, comme il n'y a pas là une loi générale, c'est que ce n'est pas la loi de curation.

A bien voir les choses, il est irrécusable que le médicament n'agit point autrement qu'un agent toxique affaibli qui vient heurter et occuper momentanément la vitalité suscitant une action vitale naturelle de défense contre un agent extérieur ; et ainsi le médicament tire la vitalité d'une action morbide qu'elle accomplissait pour lui faire faire une action physiologique normale, c'est-à-dire de l'état de santé.

Permettez-moi, pour bien vous rendre ma pensée, de vous montrer comment les deux interprétations que je repousse sont incorrectes, et par cela même inacceptables.

Je prends d'abord la prétendue loi d'aggravation et de réaction curative.

L'aggravation initiale qu'elle suppose est très rare ; nous ne la voyons dans la pratique que dans des exceptions rarissimes ; et dans bien des cas on croit la voir, quand ce n'est en réalité qu'une reprise de la maladie qui semble repiquer, permettez-moi ce mot, après un premier apaisement ; il semble alors que le mal comprimé reprenne le dessus par un effort, puis s'apaise, puis repousse encore, mais moins fort, pour s'apaiser encore, et ainsi plus ou moins de fois jusqu'au retour complet à l'état normal.

L'aggravation qu'on a cru initiale n'est le plus ordinairement, quand elle existe, qu'un effet qui suit un premier apaisement.

On s'est bien plus appuyé sur un apophthegme moral que sur les faits dans cette question. On s'est souvenu que dans le langage vulgaire on dit souvent qu'il faut qu'un mal aille à son pire, avant de s'amender ; et cela pourrait se rattacher à l'idée de J. Hunter que l'action épuise la disposition. Mais remarquez que cela veut dire seulement que le mal a son mouvement, son évolution, et qu'il y a toujours une période d'ascension avant la période de descente ; et à supposer qu'on puisse activer l'une pour activer l'autre, cela ne veut pas dire que ce soit une aggravation ; et encore moins cela voudra-t-il dire que le mouvement de descente soit une réaction.

On a dit qu'il y a dans notre nature un double mouvement d'acceptation des choses et de contradiction ; que chez beaucoup d'entre nous il suffit de vouloir nous faire faire une chose pour que nous fassions le contraire. Cela est vrai, mais dans un double sens ; car si quelques-uns acceptent ou imitent, d'autres contredisent ; et si quelques-uns contredisent, beaucoup plus encore acceptent et imitent ; quelques-uns contredisent d'abord pour imiter ensuite, et d'autres se récusent d'abord pour accepter ensuite. Ce sont là des mouvements trop variables et trop instables, pour qu'on puisse rien baser sur eux.

D'ailleurs, à supposer même cela réglé comme une loi générale, ce qui n'est pas, le contraire d'un mal n'est pas toujours le bien, mais un autre mal. En admettant qu'on produise le contraire d'une diarrhée, vous obtiendrez la constipation, une autre maladie. Le contraire de l'hyperesthésie sera l'insensibilité ; le contraire du spasme sera la paralysie. Ce n'est point là une guérison.

Enfin, Messieurs, la réaction par aggravation suppose la possibilité de cet effet inverse réacteur ; et comment cela sera-t-il possible si la nature même s'y oppose ? Car, à bien voir les choses, vous ne trouverez pas la moitié des phénomènes morbides qui puisse avoir des effets inverses. L'inflammation n'a pas de contraire, le tubercule n'a pas de contraire, les hémorrhagies n'ont pas de contraire, c'est-à-dire point de phénomènes qui soient, en sens inverse, le contraire de ce qu'ils sont. Si donc le phénomène n'a pas de contraire inverse possible, comment l'aggravation provoquerait-elle ce contraire impossible ?

Ainsi, Messieurs, ou l'aggravation ne peut avoir d'effet inverse, ou cet effet inverse sera une maladie. Vous voyez que cela est inacceptable.

On a invoqué l'action du froid dans les congélations, l'action de la chaleur dans les brûlures ; mais on s'est payé de mots. Personne n'a jamais cherché à aggraver une congélation, ni à aggraver une brûlure pour les guérir. En réalité, le froid et le chaud ne sont que des excitants ou des déprimants de la vitalité quand ils ne sont pas mortifiants. Dans les congélations où la circulation est arrêtée, on emploie le froid à degré faible comme un excitant de la circulation ; et la neige répond à cette indication. Dans la brûlure, la partie peut être approchée d'un feu léger qui opprime la vitalité, ralentit la circulation, et ainsi modère l'inflammation qui accompagne l'ustion des parties.

On a dit aussi que dans la médecine ordinaire les caustiques et les irritants locaux produisent une aggravation qui amène une réaction. Mais c'est là voir les faits comme un enfant qui ne juge les choses que sur l'apparence la plus fugitive. Les caustiques ne font que détruire la partie, et remplacer une plaie morbide par une plaie caustique, physiologique. Les irritants locaux font de même, ils font naître une irritation toxique, ou physiologique, au lieu et place d'une irritation morbide.

Ce qui se passe là, Messieurs, est tout à fait analogue à ce qui se passe dans l'intimité des tissus après l'ingestion d'un médicament, à la différence près des degrés ; et c'est parce qu'on s'est servi d'un langage incorrect qu'on a si mal vu les choses, tant il est vrai qu'il n'y a pire que le mauvais langage pour amener des idées fausses.

Ce que produit un agent toxique qui blesse l'organisme ou le mortifie, et ce que produit ce même agent en l'irritant simplement, n'est pas un état morbide. La maladie a un commencement, une période d'ascension, puis de déclin : l'action toxique est presque tout d'abord à son summum, puis décroît longuement et lentement. Si l'agent est à faible dose, son action sera insensible, mais rapide, et ses effets physiologiques s'apercevront de suite pour durer en s'atténuant de phase en phase. Les différences sont énormes. La maladie est un état maladif : la toxication est un effet de blessure plus ou moins passager. Dans les irritations locales que la médecine produit, cette irritation est un fait purement physiologique qui représente le degré d'action violente de l'agent, mais non sa nature. Il se peut que ce degré soit nécessaire pour tirer la vitalité de son habitude morbide ; mais ce n'est pas cette irritation qui guérit, car pour certaines plaies il faut tel irritant et pour d'autres plaies il faut d'autres irritants. Le point capital est d'occuper la vitalité, de s'emparer d'elle par une action de défense, par une action physiologique qui est une action normale, au lieu et place d'une action morbide que cette vitalité accomplissait. Cela vous explique comment, dans l'administration des médicaments à l'intérieur, il faut parfois donner une dose très faible, comme d'autres fois on donne une dose très forte pour occuper la vitalité, s'emparer d'elle et la détourner de son acte morbide. Il n'y a là aucune aggravation, ni réaction, il y a seulement une action plus ou moins vive d'attaque physiologique de la vie par l'agent qui la doit mouvoir.

Aussi, Messieurs, quand on parle des *maladies médicamenteuses*, on associe deux mots qui hurlent de se trouver ensemble.

J. Hunter avait dit le premier que le médicament agit comme une maladie qui en remplace une autre ; mais il s'est bien gardé de prendre ces mots au propre et de les donner comme tels ; il les a pris et donnés au figuré. Il savait très bien que l'action du médicament, et l'action même du toxique ne constituent point des maladies. Il avait d'ailleurs devant lui les faits irrécusables de ces substitutions d'une maladie à une autre, dans lesquels il n'a jamais signalé que la maladie qui en arrivant en chasse une autre, ait jamais produit une aggravation. Beaucoup d'auteurs ont signalé ces guérisons de maladies anciennes par la survenue d'une maladie nouvelle qui les remplace ; pas un n'a signalé une aggravation ; tous ont dit, et tout le monde sait que celle qui s'en va, s'efface purement et simplement, disparaît comme une figure qui devient de moins en moins distincte et s'évanouit.

Si nous prenions à la lettre le mot de *maladie médicamenteuse*, nous aurions un effet durable de l'action du médicament, un effet qui se traduirait par des phénomènes morbides d'un état maladif nouveau ; et votre malade ne serait pas guéri, vous auriez seulement *substitué* une maladie à une autre, comme le disait Trousseau très incorrectement.

L'action du médicament n'est donc pas une maladie ; ce n'est point non plus une aggravation : c'est purement et simplement une action physiologique des habitudes de la vie normale, venant occuper la vitalité pour la détourner d'une action morbide qu'elle accomplissait.

En voyant ainsi les choses, Messieurs, vous serez dans le vrai des faits, dans le vrai de la tradition, dans le vrai de la loi de localisation dont la loi de similitude n'est en réalité qu'une formule plus exacte, et vous vous débarrasserez dans la pratique de subtilités sur les aggravations, sur les effets primitifs et secondaires des médicaments qui ne feraient que retarder vos progrès dans la pratique, et qui peut-être la rendraient moins sûre et moins féconde.

HUITIÈME CONFÉRENCE

—

DE L'ADAPTATION DE LA LOI DE SIMILITUDE.— UN CAS DE DIARRHÉE HÉMORRHOÏDAIRE. — LE SIMILLIME. — LA COUVERTURE DES SYMPTÔMES. — LES TROIS CLEFS DE L'INDICATION.

Messieurs,

Après avoir examiné la loi de similitude dans son principe et son économie, je dois vous parler de ses applications, parce qu'en effet, il ne suffit pas de la reconnaître dans son ensemble, il faut aussi se rendre compte des difficultés pratiques.

En principe, la formule est vraie : le médicament guérit chez le malade des phénomènes morbides semblables à ceux qu'il produit dans les expérimentations physiologiques. Mais, dans la pratique, vous vous trouverez souvent devant quinze, ou même vingt médicaments et plus qui répondront à votre loi : lequel est préférable ?

Notez, d'ailleurs, que les apparences sont parfois trompeuses, que le médicament qui est le plus approprié n'est pas toujours celui qui vous paraîtra le mieux répondre à la loi ; que cette loi n'est souvent vraie qu'à la condition de tenir compte des indications cliniques reconnues.

Pour fixer nos idées dans cette étude, j'appellerai d'abord votre attention sur le malade couché au n° 2 de la salle des hommes.

Cet homme est entré en mars. Il est âgé de 43 ans et en paraît un peu plus, étant fatigué par sa maladie. Il est maigre sans être émacié, brun et avec des traits qui indiquent la souffrance. Il se dit atteint de crises néphrétiques, d'après ce que lui a dit le médecin qui le soignait. En tout cas, il se dit malade depuis deux ans, ayant souffert des bronches, des reins et du ventre où il a des coliques constantes, avec de la diarrhée donnant trois à cinq selles par jour, surtout le matin. Le ventre est tendu, ballonné, très sensible à la pression, surtout vers le côlon descendant, dans la région de la vésicule biliaire et de l'estomac, très peu sensible dans la région des reins. A l'auscultation, nous trouvons quelques râles sibilants et quelques craquements aux deux sommets, surtout à droite, mais sans expiration soufflante. Il n'y a pas de fièvre ; les urines paraissent naturelles, mais le malade assure qu'il y a quelquefois un dépôt rougeâtre. Sur ma demande, il reconnaît avoir eu, il y a quelques mois, et à plusieurs reprises, un peu de sang dans les garde-robes, surtout des mucosités comme des crachats, tachées d'un peu de sang.

Si vous ne regardiez ce malade que comme on a voulu pendant un temps le voir, vous dresseriez le tableau de tous les traits que je viens de vous signaler, pour chercher ensuite dans les tableaux pathogénétiques des médicaments, celui qui présenterait la plus grande similitude. C'était, en effet, la réponse qu'on faisait autrefois. Cherchez le plus semblable, disait-on ; le *simile* est dans le *simillime*.

Cela était juste en général, mais insuffisant ; et la preuve en est dans la continuité des efforts faits pour arriver à quelque chose de plus précis. Permettez-moi de vous en résumer l'histoire, nous reviendrons ensuite à notre malade.

Hahnemann, le premier, entama légèrement, pour bientôt s'en repentir, la stricte formule de similitude qu'il croyait d'ailleurs serrer de plus près. Dans son opuscule, *la Médecine de l'expérience*, de 1805, où il a surtout développé la comparaison entre la loi de similitude et la guérison d'une maladie ancienne par la survenue d'une nouvelle, il est frappé du fait d'une rougeole qui arrête le développement d'une variole, laquelle reprend et suit son évolution quand la rougeole est éteinte. Il voit là que la rougeole n'arrête point tout à fait la variole parce qu'il n'y a pas homogénéité entre les deux, mais hétérogénéité ; et de là, il croit voir qu'il faut que le médicament ait une certaine homogénéité avec la maladie.

Il me paraît dans le fait que Hahnemann eût dû invoquer la localisation exacte plutôt que sa prétendue homogénéité et hétérogénéité. Car si la rougeole et la variole portent également leur action sur la peau, elles ne doivent point se localiser sur le même point précis de l'appareil cutané, puisque l'une produit des papules, l'autre des pustules. Ces deux formes de lésions indiquent un mécanisme différent, et par conséquent des points différents de l'appareil. Nous ne connaissons sans doute point ce mécanisme, malgré tous les travaux d'histologie ; mais il est certain que le mécanisme doit être différent ou jouer différemment, puisque les deux actions sont dissemblables. Aussi, en principe, on comprend qu'un médicament qui produirait des papules ne puisse être considéré comme exactement homœopathique à une maladie pustuleuse, parce que la similitude de localisation manque d'exactitude.

Mais enfin, Hahnemann avait soulevé l'idée de l'homogène, et parmi ses disciples il y en eut qui considérèrent que le médicament homogène avec la maladie devait être une espèce opposée homogénéiquement à l'espèce morbide ; et de là ce qu'on a nommé le *spécificisme homœopathique*. Hahnemann comprit très bien ce qu'il y avait de reculade dans ses partisans dévoyés, et il s'éleva avec une grande ardeur contre ce spécificisme qu'il avait déjà combattu et qu'il nommait *la cure du nom*. Il montrait que s'attaquer à l'essence morbide, lui opposer une essence médicamenteuse, c'était opposer un fantôme à un fantôme, un nom à un nom ; et il reprit ce qu'il avait déjà si bien établi dans son premier Essai, que le médicament est le spécifique d'une action physiologique, et non d'une action morbide ; qu'il guérit en modifiant l'acte physiologique qui fait l'action morbide ; ce qui est la pure loi de localisation.

Ce spécificisme homœopathique devait aller à ces conséquences naturelles et les produisit à courte échéance ; car presque immédiatement on vit naître l'*Isopathie* qui est la guérison par la maladie elle-même. Qu'y a-t-il, en effet, de plus semblable en effets, semblable en localisation, semblable en nature que la maladie elle-même ? On se mit donc à préparer comme remèdes, le virus varioleux, le virus vaccinal, le virus cancéreux, le tubercule, etc., etc. Un de nos confrères à Genève, le Dr Dufresne, père du docteur actuel de ce nom, prépara même le virus de la pustule maligne et traita cette maladie chez l'homme même qui avait fourni le virus et qui guérit. Malgré ce fait, Messieurs, l'Isopathie n'a pas fait brillante fortune ; et si elle était ce qu'on pensait qu'elle devait être, nous aurions assez de faits pour l'établir, tandis qu'elle demeure aux essais sans confirmation.

L'allopathie nous emprunta ce rêve, et ce n'est pas ce qu'elle a fait de mieux. Nous avons eu les inoculations de virus syphilitique par le Dr Auzias-Turenne, mort il y a quelques années ; inoculations qui devaient guérir la syphilis et en préserver. Ce médecin, qui disait s'inspirer de la vaccine, méconnaissait que cette éruption et la variole sont deux espèces différentes, ou tout au moins différentiées selon le sol animal ou humain qui les produit ; et sa tentative audacieuse autant qu'antiscientifique est tombée devant les désastres qu'elle a produits. Aujourd'hui nous voyons M. Pasteur marcher à peu près dans la même voie, avec moins de danger, dit-on, parce qu'il y a l'atténuation des virus ; l'avenir nous dira la suite. En attendant, Messieurs, je crois que l'homme sage doit se tenir sur la réserve, se souvenant qu'en médecine, les jeux dangereux sont défendus.

Revenons à notre sujet. L'isopathie et le spécificisme mis de côté, Hahnemann soutint l'individuation et la couverture générale des symptômes. Il disait que le médicament qu'il faut prescrire doit non point répondre aux traits généraux de la maladie, mais à tous les traits morbides chez chaque malade en particulier. Le mouvement morbide attaqué dans tous ses points sans en excepter un, s'éteint naturellement, comme s'éteint le feu dont toutes les parties sont noyées.

En principe, cela est juste ; mais la difficulté de répondre à cette indication de la couverture générale des symptômes chez chaque malade en particulier, est telle qu'il faut renoncer à la résoudre. Pour tâcher d'y subvenir, on a essayé de mettre la Matière médicale homœopathique en tableaux, pour parcourir plus aisément la totalité des phénomènes pathogénétiques. Tel est le livre de Ch. Lafitte et celui de Bœnninghausen. Mais même avec cette ressource, c'est un travail impossible à réaliser. Alors,

Messieurs, on a reconnu qu'il fallait se borner, que chez le malade il y a bien des symptômes sans valeur, et qu'il faut voir le sens général du mouvement morbide, et ne voir également que le sens général des grandes applications de chaque médicament. On a nommé cela la *sphère d'action*, et avec ce très joli nom d'ailleurs, on réduit chaque pathogénie des médicaments à un petit nombre d'adaptations. Cela est plus court et plus facile sans doute que la couverture générale des symptômes, mais c'est tomber d'une rigueur pratique impossible à une élasticité d'appréciation vague qui ruine toute science, et réduit la partie positive de la matière médicale à un résidu qui devient un *caput mortuum*.

J'estime, Messieurs, que nous avons mieux à faire, et si j'interprète bien la pratique de tous mes confrères que je connais, je prends les plus distingués, ceux dont le nom fait autorité, il me semble que pour eux comme pour moi, il y a trois éléments dont il faut tenir compte dans le choix du médicament, et que je nommerai les trois clefs de l'indication, savoir : la localisation, la forme morbide, et les conditions étiologiques ; et en les maniant, on tient compte aussi de deux sortes de rapports, qui sont comme les deux clefs secondaires, la subordination et la concomitance des phénomènes.

Ainsi, et maintenant revenons à notre malade, chez cet homme, il y a localisation dans le ventre et plus particulièrement dans le côlon descendant. Ce qui se passe du côté des reins, du foie, peut-être du côté de la poitrine, me paraît secondaire. Peut-être cela a-t-il commencé par la poitrine, une bronchite qui a pu s'accentuer avec quelques tubercules. Peut-être y a-t-il eu quelque chose du côté des reins ; chez un hémorrhoïdaire il n'y aurait rien d'étrange. Mais en ce moment le mouvement morbide paraît surtout localisé dans le gros intestin, et là il y a une entérite diarrhéique, probablement hémorrhoïdaire. Enfin, ce mouvement s'accentue surtout le matin.

Eh bien, Messieurs, voilà mes trois clefs principales de l'indication : la localisation, la forme morbide, et la condition étiologique matutinale, sous laquelle se produit la diarrhée. Je subordonne les localisations diverses à celle de l'intestin, sans cependant les perdre de vue, et je cherche un médicament qui, tout en touchant le point principal, puisse aussi porter sur les autres. J'estime qu'il y a là un mouvement hémorrhoïdal, et cependant je prends surtout en vue le mouvement diarrhéique. Enfin, je considère la condition étiologique du mouvement diarrhéique le matin comme d'une importance de premier ordre, et il me décide à choisir bryone.

Vous avez vu, Messieurs, que le malade va bien, qu'il est en bonne voie. Il n'a d'abord plus eu qu'une évacuation le matin qui est devenue moitié diarrhéique, moitié formée, qui parfois se supprime deux jours, ce qu'il ne connaissait plus depuis longtemps. Il se lève, se promène, et commence à manger, toutes choses qui ne lui étaient pas habituelles. Nous devrons probablement changer le médicament si le mouvement morbide se modifie ; c'est une question réservée.

Voilà, Messieurs, le sens général dans lequel on se meut aujourd'hui. Je vous prie de bien méditer sur les trois clefs de l'indication et les deux clefs secondaires : localisation, forme morbide, conditions étiologiques, et puis subordinations ou concomitances. Vous y trouverez, je l'espère, un guide pour vous orienter dans la pratique, et pour vous reconnaître dans l'étude des médicaments.

NEUVIÈME CONFÉRENCE

—

RHUMATISME MONOARTICULAIRE. — DEUX CAS DE SCIATIQUE. — PLEURÉSIE PURULENTE ET OPÉRATION D'ESTLANDER. — DEUX AUTRES CAS DE PLEURÉSIE CHRONIQUE. — LARYNGITE AVEC FAUSSE MEMBRANE.

Messieurs,

J'appellerai aujourd'hui votre attention sur quelques malades du service qui méritent de fixer votre attention soit au point de vue pathologique, soit au point de vue thérapeutique. Je vous résumerai leur histoire, en notant surtout les points saillants, pour que vous vous en rendiez un compte plus précis.

Au lit n° 16 de la salle des femmes est une malade qui est entrée le 2 avril, il y a un mois. C'est une femme de 41 ans, bien réglée, qui souffrait depuis plusieurs années, et a été prise une huitaine de jours avant son entrée d'une douleur très vive de l'épaule droite, ne lui permettant pas de mouvoir le bras, l'arrêtant dans son travail, et la privant en grande partie de son sommeil. Elle ne souffrait de nulle part ailleurs, et avait à peine de la fièvre, le pouls à 84, sans élévation thermométrique, l'articulation était très douloureuse au moindre mouvement du bras, très douloureuse à la pression dans son ensemble, sans gonflement manifeste.

C'est un cas de rhumatisme monoarticulaire, forme morbide qui, sans être absolument rare, est beaucoup moins fréquente que la forme commune poly-articulaire. Ordinairement dans cette forme, le gonflement articulaire est plus considérable que dans la forme polyarticulaire ; la tuméfaction tient non seulement à la fluxion arthritique, mais surtout à une quantité plus grande de la sérosité dans la synoviale. On considère que l'inflammation y est plus grande que dans la forme commune, et que même il peut se produire du pus dans l'articulation ; mais ce dernier point a été fortement mis en doute par Tessier, qui estimait que dans les cas de suppuration rapportés par les auteurs il fallait plutôt voir des faits de diathèse purulente. En tout cas, ce qui est généralement admis, c'est que cette forme de rhumatisme présente d'ordinaire une inflammation avec tuméfaction plus considérable que dans la forme commune, une durée beaucoup plus longue, et une extrême ténacité.

Chez notre malade la jointure était à peine gonflée à son entrée ; il n'y avait presque point de fièvre, mais la jointure était et est demeurée très douloureuse et d'une extrême sensibilité à la pression. Ce cas peut donc prêter à l'indécision. Mais il ne saurait y avoir ici que de la goutte ou du rhumatisme, et la goutte n'est jamais mono-articulaire. De plus, dans la goutte, la douleur articulaire présente toujours des points où la pression est particulièrement sensible, surtout là où il y a une saillie osseuse ; et ainsi dans un cas d'arthrite goutteuse de l'épaule, c'est ou à la tête de l'humérus, ou à l'apophyse coracoïde, ou à l'extrémité de la clavicule ; tandis que dans le rhumatisme, c'est toute l'articulation dans son ensemble qui est douloureuse. Je vous signale cette distinction qui n'est pas assez faite dans les auteurs.

J'ai d'abord donné à notre malade, le *chinin. sulf.* 3ᵉ et *aconit* 3ᵉ ; ce sont, pour moi, les principaux médicaments du rhumatisme articulaire, avec *bryone*, *rhus tox.*, *ledum*. Je les ai maintenus quelques jours ; je prenais la forme morbide comme premier et principal élément de l'indication. Pendant deux jours il m'a semblé saisir un redoublement du mouvement morbide le soir, et j'ai prescrit 50 centigr. de sulfate de quinine le matin, deux jours de suite : c'est la troisième clef de l'indication comme je vous le disais dans la dernière séance, la clef des conditions étiologiques. Je me suis ensuite adressé à *rhus tox.* et *pulsat.*, et puis *ledum*, qui localisent leur action sur l'épaule, non seulement selon les pathogénies, mais aussi selon les confirmations cliniques. Pendant trois jours nous avons eu comme épiphénomène une douleur intercostale du côté gauche, très vive et très violente ; elle s'était montrée comme épiphénomène, ou comme une métaptote, car elle parut après une accalmie manifeste de l'épaule : je prescrivis *ranunculus* en m'inspirant de la localisation ; et la douleur de côté céda pour laisser la fluxion de l'épaule reprendre son cours, mais avec moins de vivacité. Cependant, il me parut que les mouvements du deltoïde étaient encore plus gênés par la parésie des fibres musculaires que par la douleur et je prescrivis *plumbum* en raison de la localisation musculaire, et en effet la malade commença à écarter et lever plus facilement le bras. Après plusieurs jours de ce médicament, et l'amélioration paraissant enrayée, j'ai prescrit hier *sarracenia* en raison de la localisation.

Du reste, Messieurs, il faut nous attendre à ce que l'état de la malade se prolonge peut-être plusieurs semaines. Comme je vous l'ai dit, la durée du rhumatisme mono-articulaire est ordinairement très longue ; on la voit parfois se prolonger pendant plusieurs mois. Les vésicatoires répétés, multipliés, les cautères ou moxas n'y font rien, si ce n'est peut-être d'accroître encore cette durée ; je vous en parle par expérience, pour l'avoir vu dans les hôpitaux pendant mon internat, et en ville même où les soins sont plus surveillés.

Je voudrais maintenant vous dire quelques mots de deux malades, un homme qui a occupé le n° 3, et une femme qui était dans la petite salle au n° 5, tous deux atteints de sciatique.

L'homme est sorti il y a quelques jours ; la femme doit sortir aujourd'hui. Lui n'avait rien autre que cette sciatique du côté droit, et qu'il avait depuis un an ; il ne pouvait marcher que très péniblement, à peine se tenir debout.

Pendant la première semaine, il restait constamment couché. On l'avait traité récemment par la méthode de réfrigération, et à deux reprises, sans le moindre succès ; au contraire, disait-il, il en avait souffert beaucoup plus, et s'était absolument refusé à un nouvel essai qu'on lui proposait. Du reste il portait, tout le long de la cuisse, une cicatrice longue et large d'une brûlure cutanée. *Lycopodium* 3e a été surtout la base de son traitement. Pendant deux ou trois jours, il a pris *colocynthis* parce que la douleur était plus remontée vers la hanche. Une autre fois, la douleur s'accentua vers le condyle externe du fémur, et *rhus tox.* fut intercalé pendant quelques jours,

Il est sorti très amélioré, marchant encore avec une canne, mais facilement, et en état, disait-il, de pouvoir reprendre du travail.

La femme du n° 5 de la petite salle était là depuis quelque temps quand je pris le service. Elle se levait rarement et difficilement, se plaignant de sa douleur sciatique, mais ayant en même temps de la gastralgie, des douleurs de tête et de côté, et plusieurs phénomènes de l'état hystérique. Je vous l'ai signalée comme un exemple de ces formes hybrides de l'hystérie dont je vous ai parlé. *Lycopodium* a été le médicament qui l'a délivrée en une quinzaine de jours de sa sciatique ; elle n'était restée ensuite dans la salle que pour ses phénomènes nerveux multiformes qui se sont enfin à peu près dissipés.

J'ai donné le *lycopodium* à la 3ᵉ dilution ; c'est la dose à laquelle il m'a réussi dans la sciatique ; il m'a paru agir moins bien à la 6ᵉ et à la 12ᵉ. D'ailleurs, cette indication ne résulte point des pathogénies ; je l'ai trouvée fortuitement chez un malade à qui j'avais prescrit ce médicament pour tout autre chose, et qui s'en trouva guéri d'une sciatique dont il ne m'avait point parlé. Depuis, ce médicament, qui est excellent dans les arthrites goutteuses, m'a également très bien servi dans plusieurs cas de sciatique.

Je ne puis passer sous silence la sortie d'un de nos malades guéri d'une pleurésie chronique, et à son propos je vous parlerai de deux autres cas de pleurésie encore en traitement, un chez les femmes, l'autre chez les hommes.

Le premier cas est trop heureux pour que je ne m'y arrête pas quelques instants, encore bien qu'il soit un triomphe de la chirurgie plutôt que de la médication médicale. Vous savez son histoire dont je ne vous rappellerai que quelques traits pour bien fixer l'indication de l'opération d'Estlander, qu'il a subie par les mains de notre excellent confrère le Dr Piedvache. Il était entré il y a plusieurs mois pour une toux chronique avec expectoration purulente; c'était une pleurésie suppurée qui s'était ouverte par les bronches. L'expectoration rendait tous les jours plus d'un litre de pus infect, dont l'odeur emplissait la salle au détriment de tous les malades. La médication seule en serait-elle venue à bout ? Cela est douteux, les forces du malade s'épuisaient, et la mort apparaissait à courte échéance. D'ailleurs, l'infection de la suppuration exigeait qu'on prît rapidement un parti. La percussion et l'auscultation démontraient un vaste foyer dans le côté droit de la poitrine ; et tout faisait penser justement que ce foyer devait être dans une enveloppe de fausses membranes rétractiles plus ou moins épaisses. Le trocart ne put passer dans l'espace intercostal, les côtes étaient imbriquées les unes sur les autres, ce qui indiquait un retrait des côtes en dedans. En raison de la rétraction des fausses membranes internes, M. Piedvache se décida à l'opération d'Estlander : il enleva de sept à dix centimètres des cinq principales côtes au niveau de l'épanchement, en ménageant les vaisseaux et les nerfs, et ratissant le périoste ; puis il vida deux litres de pus, et mit un drain.

Veuillez bien, Messieurs, vous rendre compte du but précis de l'opération, car c'est en cela que réside l'indication. Il y avait là non seulement un vaste foyer à ouvrir et à vider ; il faut aussi considérer que les parois de ce foyer ne pouvaient se rapprocher dans l'état où étaient les parties. A la partie interne, le poumon a été comprimé par le foyer contre la colonne vertébrale, et est réduit à une sorte de moignon, comme les autopsies l'ont démontré dans des cas semblables ; et en même temps la paroi thoracique est tirée en dedans par les fausses membranes jetées d'une paroi à l'autre. Mais lorsque les côtes tirées en dedans se rapprochent et s'imbriquent, elles ne peuvent rentrer davantage, et leur courbure s'oppose à leur retrait. Si, dans cet état de choses, on enlève une portion de leur partie moyenne, la paroi externe de la poitrine devient une partie molle qui cède facilement au tirage rétractile des fausses membranes, les parois du foyer se rapprochent, adhèrent l'une à l'autre, la cicatrisation s'opère, surtout si on a eu le soin de laisser un drain qui épuise successivement le pus que peut encore donner le foyer.

Tel a été l'état de notre malade dont vous avez pu voir tout le côté droit de la poitrine ayant subi un mouvement de retrait extraordinaire, au point que la clavicule semble en être distante de quelques centimètres. Le malade a repris peu à peu ses forces, il se sent très en état de travailler, et il est sorti avant-hier.

La malade qui occupe le n° 9 de la salle des femmes est dans un état qui se rapproche du précédent, mais il se pourrait faire que sa situation devînt moins bonne, encore bien que malgré sa position fâcheuse il y ait quelques signes d'amélioration.

Elle est entrée dans nos salles au mois de novembre dernier, étant âgée de 61 ans, et présentant des craquements tuberculeux au sommet droit, de la bronchite dans tout le côté, et une pleurésie dans tout le côté gauche où la respiration ne s'entendait, d'ailleurs avec des râles, que dans la fosse sus-épineuse et sous la clavicule. L'épanchement considérable ne laissait percevoir aucun souffle, ni bruit respiratoire. La toux était fatigante, répétée fréquemment, presque incessante, avec une expectoration abondante, filante, séreuse, parsemée de crachats nummulaires, parfois tachés de sang. Son état paraissait peu modifié au 1er mars ; il y avait de la fièvre, le pouls à 108. Quelques jours plus tard, elle fut prise de suffocations effrayantes qui indiquaient une aggravation de l'épanchement, malgré la *bryone* (3e), et qui cédèrent ou du moins s'apaisèrent avec *carbo veget.* (6e). Le bombement du côté gauche s'était accentué. En avril, la toux devint plus quinteuse et plus fatigante, avec une expectoration très abondante ; il y eut un peu d'amélioration avec l'*arséniate d'antimoine*, l'*ipéca*, et le *kali hydriod.* Mais depuis quelques jours il y a eu reprise de la toux et de la suffocation ; il a fallu quitter la *bryone* qui avait été reprise, et dont la malade se plaignait,

Si cette femme était moins faible, et elle paraît épuisée, si la fièvre était tombée, que le poumon droit parût sain, et il est malheureusement pris de tubercules, peut-être pourrait-on penser à une thoracentèse. Dans l'état actuel, ce serait certainement un péril. Et cependant, il semble que tout n'est pas encore dit. Il me semble que le pouls tend à diminuer : je ne l'ai trouvé ce matin qu'à 92. D'un autre côté la respiration commence à s'entendre dans la fosse sous-épineuse, et le côté du thorax paraît moins bombé ; il semble même qu'il y ait un commencement de rétraction vers la partie moyenne. Elle prend en ce moment *sepia* qui m'a réussi dans un cas analogue il y a quelques années, et j'ai vu d'autres cas presque aussi mauvais se terminer heureusement après bien des mois. En somme, la position est certainement mauvaise, même presque désespérée, mais il faut encore lutter, encore bien qu'il soit douteux que le sujet s'en tire aussi bien que le malade qui a subi l'opération d'Estlander.

Notre autre malade qui occupait une chambre particulière et qui est maintenant au n° 11 de la grande salle est un exemple d'un mauvais cas tourné à bien.

Il était entré dans nos salles le 14 janvier de cette année, étant malade depuis trois mois, toussant et crachant le sang. Au moment de son entrée, on constata de la fièvre et une pleurésie du côté gauche avec épanchement considérable. Quand je pris le service le 1er mars, il y avait eu de la fièvre et des crachements de sang considérables, une amélioration et une recrudescence. Je le trouvai avec peu de fièvre, de la toux et l'épanchement remplissant toute la plèvre du haut en bas, matité absolue, murmure vésiculaire complètement supprimé ; la respiration ne s'entend que très peu dans la fosse sus-épineuse. Il fut soumis à bryone (3e), sans discontinuité.

Après un mois, au commencement d'avril, ayant traversé quelques crises passagères de crachement de sang, le pouls est revenu tout à fait normal à 72-76, la toux a diminué, la matité est moins plastique dans le tiers supérieur de la poitrine, la respiration s'entend nettement dans les fosses sus et sous-épineuses, et au niveau de cette dernière il y a un souffle puissant, qui se prolonge plus faible en bas.

Le 6 avril, l'épanchement diminue doucement, on entend toujours le souffle auquel se joignent des frottements pleurétiques jusqu'au tiers inférieur. On lui donne *sulfur* 6e, pour hâter le mouvement de résorption.

Le 22 il est pris de mal de gorge assez intense, il prend *bellad.* (3e), et *merc. solub* (6e), pendant quelques jours, puis on revient à *hepar sulf.* (6e).

Aujourd'hui 8 mai, il n'y a plus de souffle vrai, la respiration s'entend de haut en bas, très naturelle dans les 3/4 supérieurs, soufflante à l'expiration seulement dans le quart inférieur. Le malade a repris toutes ses forces, il mange bien, avec beaucoup d'appétit, et même est engraissé. Nous lui avons permis de sortir ces jours-ci pour aller régler une affaire en ville, et il ne se ressent pas de sa sortie. Nous espérons bien que d'ici la fin du mois toute trace de son affection aura disparu.

J'ai enfin à vous dire quelques mots d'un malade entré ces jours-ci, un jeune homme de 17 ans qui est au lit n° 8. Il est entré avec une laryngite, toux quinteuse, très fréquente, très douloureuse, avec aphonie d'ailleurs sans fièvre. En l'examinant avec le miroir que la sensibilité du pharynx tolère à peine, nous avons déterminé des efforts de toux considérables qui ont amené l'expulsion d'une fausse membrane organisée, large comme l'ongle du pouce. Les cordes vocales sont très rouges, gonflées, mais nous ne voyons pas d'autres traces de fausses membranes. Le pharynx est de couleur normale. C'est un cas de laryngite croupale sans angine, et qui ne paraît pas devoir être très grave, quoiqu'il y ait des réserves à faire. L'année dernière, rue St-Jacques, nous avons eu un malade de 14 ans qui se présenta de même, et chez qui les fausses menbranes ne se déclarèrent franchement qu'après plus de quinze jours ; elles furent si graves qu'on dut faire la trachéotomie. Il n'en sera peut-être point de même ici, mais il faut faire ses réserves. Nous avons consulté le larynx au stéthoscope, et nous avons trouvé le bruit de l'inspiration très rude et sifflant sans bruit de drapeau comme en donnent les fausses membranes ; l'expiration est au contraire douce, ce qui nous montre que les cordes supérieures semblent seules prises. Nous lui avons donné *hepar sulf.* (3ᵉ) et *merc. cyan.* (3ᵉ).

Le mieux s'est accentué dès le second jour, la toux est moins dure et moins fréquente, mais la respiration laryngée est aussi soufflante ; l'expectoration est muqueuse, abondante ; il y avait hier encore une fausse membrane dans le crachoir, il n'y en a plus. Une fluxion hémorrhoïdaire sans flux s'est montrée hier ; nous lui avons donné *capsicum* (3ᵉ).

DIXIÈME CONFÉRENCE

SUITE DU MALADE ATTEINT DE LARYNGITE.— DE L'UNITÉ MORBIDE CHEZ LE MALADE. — DE L'UNITÉ DE MÉDICATION ET DE MÉDICAMENT. — DES MÉDICAMENTS COMPOSÉS.

Messieurs,

J'ai terminé notre dernier entretien en vous parlant d'un jeune malade de 17 ans, couché au n° 8 de la salle des hommes. Il était entré pour une aphonie sans fièvre, il était atteint de laryngite ; il a rendu une fausse membrane organisée et consistante, pendant des efforts de toux et d'expectoration que provoqua l'examen avec le miroir laryngé ; et il en rendit dans le crachoir où nous en vîmes une autre le lendemain. Après quatre jours, il était beaucoup mieux, lorsqu'il fut pris d'une fluxion hémorrhoïdaire très intense, très douloureuse, avec des bourrelets peu saillants, mais très hyperesthésiés, sans flux de sang. Je lui donnai *capsicum* 3ᵉ, ce qui le soulagea du jour au lendemain. Il en était là, il y a huit jours, lorsqu'il fut pris d'un très vif accès de fièvre l'après-midi, avec frisson, chaleur à 39°5, et grande sueur. Je lui donnai le sulfate de quinine, 0,60 c., trois jours de suite. Il allait bien ces jours-ci, la fièvre n'avait pas reparu, la fluxion hémorrhoïdaire était tombée, les cordes vocales très rouges étaient revenues de la couleur normale, sa voix était revenue, quoique encore enrouée, ce qui lui est habituel ; hier soir, je le croyais guéri, il s'était promené dans la salle. Hier soir, la fièvre est revenue en accès, quoique moins forte que précédemment. Je lui redonne de la quinine.

A propos de ce malade se pose une question d'unité morbide dont je dois vous donner la doctrine : de quelle maladie est atteint ce malade ? Nous venons de voir se dérouler successivement trois affections : une laryngite pseudo-membraneuse, une fluxion hémorrhoïdaire, une fièvre d'accès. Sont-ce là trois maladies successives, ou trois phases d'une même maladie, et laquelle est-ce ?

C'est une loi de nos traditions, Messieurs, qu'un malade ne peut avoir qu'une maladie à la fois, en raison de l'unité de l'activité vitale. Sans doute, il peut se faire que deux maladies se conjoignent dans ce même être, mais elles ne sont pas séparées absolument. Ou bien elles se conjoignent dans un même mouvement, formant un cas d'hybridité morbide, comme je vous en ai signalé des variétés à propos de l'hystérie ; ou bien elles évoluent l'une après l'autre, comme lorsqu'une rougeole vient interrompre une variole, pour laisser ensuite celle-ci reprendre son cours, et achever son évolution ; ou bien les deux maladies se suivent l'une après l'autre, la seconde étant amenée par la première, comme, par exemple, dans le cas où une phthisie est amenée par une rougeole, la bronchite rubéolique servant de trait d'union avec la bronchite phymique qui entraîne les tubercules.

Il vous arrivera parfois d'entendre dire à des malades qu'ils ont eu quatre ou cinq maladies à la fois ; peut-être même quelque confrère, oublieux de la loi des évolutions morbides, vous dira aussi qu'il soigne ou a soigné un malade atteint aussi de 3 ou 4 ou 5 maladies. Veuillez vous rappeler alors, pour vous reconnaître dans les cas difficiles, que le principe de l'unité morbide est vrai parce qu'il découle du principe de l'unité vitale. L'être vivant est un être un dans son ensemble, dans l'unité harmonique et la coordination de ses activités. Il y a un mouvement commun de vitalité qui s'opère à la fois partout dans l'organisme, et ce mouvement ne peut s'accroître, se concentrer sur un point, sans diminuer en même temps partout ailleurs ; et comme le mouvement morbide est une modalité plus active et concentrée de l'activité vitale dans une certaine direction, sous une certaine forme, il est une unité de fluxion de l'activité vitale. Aussi dans tout homme il y a une certaine unité de conduite, une certaine unité d'esprit, une certaine unité de vices ou de vertus, ou une unité de mouvement morbide.

De ce point de vue, notre jeune malade est un hémorrhoïdaire chez lequel une laryngite a précédé la fluxion du type, et des accès de fièvre l'ont suivi. Autant que nous pouvons voir les choses — car il faut toujours faire des réserves devant un malade dont le mouvement morbide n'a pas accompli toutes ses évolutions, et il peut se présenter tel épiphénomène qui nous transporte sur un autre terrain, ce que d'ailleurs je ne crois guère — autant donc que nous pouvons juger ce malade, sa disposition hémorrhoïdaire est le fond de sa constitution ; et cette maladie entraîne souvent avec elle une laryngite ou une pharyngite avec une voix voilée, sujette à s'altérer, et des accès de fièvre intermittente; ou même des accès larvés ne sont pas rares comme épiphénomènes. Quant à la fausse membrane, il se peut que le jeune homme en ait saisi le germe dans une contagion ou une infection passagère, et qu'il ne se soit pas développé plus abondamment ou plus fortement, en raison même de l'unité morbide de la fluxion hémorrhoïdaire fondamentale qui domine la scène, et se manifeste après l'action sur le larynx.

Cette question de l'unité morbide chez le malade m'amène à la question d'unité dans la thérapeutique. Vous m'avez vu chez ce malade prescrire en même temps l'*hepar sulf.* et le *merc. cyan*; et en même temps que je donnais la quinine, je continuais le *capsicum*. Eh ! bien, Messieurs, il y a de mes confrères qui blâment cette conduite et qui estiment que l'unité de médicament est nécessaire, qu'il ne faut donner qu'un seul agent à la fois. Je voudrais vous rendre claire cette autre question d'unité, tout en la résumant, pour vous bien faire voir quelle solution est, selon moi, conseillée par la raison.

Hahnemann et beaucoup de ses disciples ont insisté sur cette unité de médicament, quoique de très bonne heure parmi eux on y ait dérogé ; car c'est parmi les premiers disciples qu'on a commencé à associer la *nux vom.* et le *graphite*, la *belladone* et le *mercure*.

En fait, Messieurs, Hahnemann n'a été, sur ce point comme sur plusieurs autres, qu'un écho d'une opinion qui avait acquis déjà une certaine valeur. C'est dans les commencements du XVIIIe siècle que cette opinion se fait jour, comme une réaction contre les médications très composées issues du galénisme, et vous en trouverez les premiers traits chez Baglivi.

On avait bien parlé précédemment de l'unité de vues, de l'unité de direction et de méthode dans l'art médical, comme dans tous les autres arts. Les Grecs d'abord, et eux surtout, puis après eux les Romains, avaient été de trop grands artistes pour ne point connaître et préconiser l'unité dans l'art, et aussi bien en médecine que dans tout autre : et

Aristote avait trop insisté sur ce principe premier de toute esthétique pour que cela fût méconnu. Toute œuvre constitue une sorte d'être nouveau, et cet être d'œuvre doit nécessairement avoir comme tout être naturel, son unité d'être ou de raison d'être, son unité de forme, son unité d'arrangement, d'ordonnance, d'harmonie en toutes ses parties. Une statue, un tableau, un monument, même une direction politique ou morale et, par cela même, une direction médicale, forment des êtres abstraits, des êtres de raison qui ont leur unité. Cela est incontestable et était connu depuis longtemps.

Mais, au commencement du XVIIIe siècle, avec tous les médicaments nouveaux qu'on produisait dans la thérapeutique, on éprouvait le besoin de les connaître chacun séparément dans leurs actions, et on commençait à réprouver les anciennes compositions pharmaceutiques de l'école galénique, ou plutôt de l'école des Pharmaceutes qui a accompagné celle de Galien. Vous savez qu'il y avait des alexipharmaques, comme la *Thériaque*, où il entrait vingt-cinq à trente substances différentes, et dans chaque composition magistrale on avait le ou les véhicules, l'agent principal, l'adjuvant ou le corroborant, et les complémentaires. Avec toutes les substances nouvelles, car au milieu du XVIIe, vers la fin du XVIIIe siècle, on eut comme un déballage de médicaments nouveaux ; et pour les essayer, les connaître, il fallait les prendre un à un, ce qui entraînait une réprobation des anciennes compositions médicamenteuses.

En même temps, la philosophie était toute à la nature avec J.-J. Rousseau ; on vantait la nature et la simplicité, on ne voulait plus du maniéré et du guindé dans les arts, ce qui n'empêchait pas le *rococo*. Enfin, car je ne puis m'entraîner à une histoire d'art, on vantait les *simples*, c'est-à-dire les herbes, ce qui répondait au simple ; et c'est alors qu'un médecin très populaire, Tissot, fit la *médecine populaire* basée sur l'usage des simples. Ainsi s'établit et se propagea cette réprobation des médications composées ; et vous en trouverez des échos dans Lieutaud, dans Bichat, dans Schwilgué, son élève, dans Fourcroy, qui criait très fort, comme dans Hahnemann.

Hahnemann avait d'ailleurs, comme tous les médecins empiriques de ce temps, une raison très plausible et capitale, de ne vouloir plus donner qu'un médicament à la fois ; c'est que, comme Störck, il expérimentait et pensait avec raison que pour bien employer les médicaments, il fallait se rendre un compte exact de ce que chacun d'eux peut donner isolément. Incontestablement pour dresser les tables pathogénétiques qu'il convoitait, et qui nous rendent tant de services, il fallait prendre chaque médicament à part pour l'expérimenter.

Mais de ce que les médicaments doivent être d'abord expérimentés avant d'entrer dans l'usage pratique, il ne s'en suit pas qu'on ne doive expérimenter que des médicaments simples. Rien n'empêche d'expérimenter les composés comme les autres, et de les employer ensuite selon ce que l'expérimentation répondra sur eux ; et si des médicaments composés peuvent faire une unité médicative, rien de rationnel ne s'oppose à ce qu'on s'en serve.

C'était une idée non seulement nouvelle, mais singulièment hasardée au nom de la raison, que de prêcher non plus seulement l'unité d'action ou l'unité d'œuvre, mais de demander encore l'*unicité* de médicament. Jamais rien de pareil ne s'était encore produit dans les arts, et dans tout où on s'exerce incessamment à la perfection de l'outillage, car tout art ne progresse que par le perfectionnement des instruments. Sans doute la perfection emporte la plus grande justesse et là plus grande simplicité. Tout art cherche à avoir un outil plus juste ; et comme souvent on complique, et que la complication implique la multiplication des soins particuliers, on cherche en même temps la simplicité. Mais réduire l'outillage à l'unicité d'instrumentation, personne n'y a pensé ; et je doute que cela soit plus facile en médecine que dans tout autre art, à moins de tomber dans les panacées en médecine, dans la selle à tous chevaux en général, dans l'unité de formes ou dans l'unité de couleur.

En médecine, pour nous en tenir à ce qui nous regarde, il est certain que nous avons une multiplicité très grande de médicaments qui, tous, répondent à des adaptations particulières ; et de tous ces médicaments, il n'y en a qu'un bien petit nombre qui soient vraiment simples ; et tous les corps simples ne sont même pas usités ; tandis que tous les corps composés que la chimie nous fait connaître sont bien plus nombreux. Et combien plus nombreuses encore les substances végétales, toutes les plantes qui ne sont que des composés ; et aussi toutes les eaux minérales qui ne sont encore que des compositions. En réalité l'immense majorité de nos médicaments ne comprend que des corps composés ; et loin de nous en effrayer, j'estime qu'en fait c'est de ce côté que l'horizon nous est ouvert. Car, comme il y a encore bien des maladies, bien des affections qui échappent à nos efforts, que cependant nous connaissons à peu près toutes les substances simples sans en espérer plus qu'elles ne nous donnent, c'est vers des corps composés nouveaux que nous devons tendre pour perfectionner nos moyens d'action. Et c'est peut-être dans cette voie que nous trouverons au moins une partie de ce qui nous fait défaut, à la condition de procéder avec sagesse, et de soumettre la composition à une expérimentation attentive.

Hahnemann lui-même, dit-on, associa des médicaments en les alternant, puis en les conjuguant, et c'est de la première génération de ses disciples que sont sortis les premiers essais, en associant ce qu'on avait d'abord alterné. Ainsi la belladone associée au mercure dans la même potion, a pu donner les mêmes résultats dans des cas de maux de gorge, comme je m'en suis assuré par moi-même. Mais ces associations sans expériences préalables, sans règles établies, ont été justement mises en quarantaine par la plupart d'entre nous. Nous aurions voulu voir plus clair pour entrer dans leur pratique ; et malheureusement leur usage a été plutôt le fait d'une exploitation commerciale que d'une direction vraiment médicale.

Il s'est ainsi formé un courant d'exploitation, je n'oserais dire une école. Belotti s'en fit un commerce à Turin, vers 1865, date de son livre. Ensuite le Dr Finella, exerçant à Nice, eut du moins la loyauté, avant de mourir, de faire connaître ses compositions qui sont au nombre de 29, comprenant chacune 10, 12 ou 15 médicaments. En même temps que lui, dit-on, ou avant lui, je ne sais au juste, car on n'est jamais certain de ce que font les opérations clandestines, un certain Matteï, de Bologne, qui ne serait pas médecin, se serait inspiré de Finella ou l'aurait inspiré, et a réduit ses compositions à sept, dont les combinaisons demeurent secrètes, comme l'étaient celles de Belotti, pour servir à un commerce profitable.

Je ne sais, Messieurs, quel est le fond des choses, pas plus que personne ; mais j'admets très bien que ces médicaments agissent ou peuvent agir, puisque ce sont des médicaments combinés. Cependant je ne m'en sers pas et ne veux point m'en servir parce que je ne sais ce que c'est et que je me refuse invinciblement à la pratique des agents secrets, qui répugne à nos traditions, à notre honneur et au progrès de notre art. Cela ne veut point dire que je repousse des combinaisons de médicaments, puisqu'au contraire, et je vous en ai donné les raisons, je considère que presque tous nos agents sont des composés et que j'espère voir trouver des combinaisons nouvelles et heureuses. Mais comment pourrons-nous corriger, améliorer, perfectionner les combinaisons, si nous ne savons pas d'abord ce que sont ces compositions, pour estimer ce qu'il y faut adjoindre, ce qu'il en faut retirer selon les effets rendus. Et comment celui qui se livre à cette voie ne comprend-il pas, s'il est vraiment un honnête homme, qu'en ne disant pas ce qu'il fait, il empêche de corriger et d'améliorer ce qu'il a fait.

Mais laissons de côté ces choses que nous devons tous considérer comme un méprisable mercantilisme, et ne voyons que le fond scientifique de la question. J'écarte même les compositions connues du Dr Finella, quoique dévoilées, parce qu'elles me paraissent échapper à tout principe scientifique.

En admettant des combinaisons de médicaments, il faut bien reconnaître que ce ne seront point là des combinaisons naturelles comme celles que nous donnent les substances végétales ou animales ; ce seront plutôt des compositions analogues à ce que sont les eaux minérales, où nous trouvons des solutions de tout ce que peut dissoudre ou entraîner l'eau qui filtre à travers les roches et les terrains. Nos combinaisons peuvent donc agir comme le font les Eaux minérales, au même titre, à cela près que nous pouvons les faire à volonté, et chercher des règles pour les établir.

En premier lieu, nous pouvons estimer que la composition doit agir en raison des éléments qui y entrent ; et c'est ainsi que nous jugeons souvent des eaux minérales, en raison de leurs principes minéralisateurs. Mais il ne faut point se fier à ce premier jugement, et de même que des Eaux minérales en apparence semblables chimiquement, donnent cependant des effets thérapeutiques différents ; de même nos combinaisons artificielles peuvent agir tout autrement que les éléments composants. Il faut donc que nous expérimentions ces combinaisons sur l'homme sain si c'est possible, et aussi sur l'homme malade.

En second lieu, il faut, pour nous adonner à ces combinaisons de médicaments, que nous cherchions s'il n'y a pas des règles à suivre. A en juger par quelques combinaisons de Finella, celles qu'on m'a dit avoir réussi, et auxquelles j'ai plus particulièrement donné mon attention quand je les ai étudiées, à en juger sur ce que j'ai obtenu moi-même quand j'ai essayé de moi-même quelques combinaisons de médicament, comme la belladone et le mercure, la bryone et la pulsatille, il m'a semblé qu'il fallait suivre deux principes dont on retrouve l'application dans la composition des Eaux minérales.

1° Il me semble que les substances qu'on veut donner en les alternant, ou les combinant, doivent avoir la même localisation, tout en ayant un sens différent d'action. Et en effet, comme le médicament a pour objectif d'aller occuper l'activité vitale dans le lieu même où se fait l'action morbide, dans l'appareil et la fonction qui agissent morbidément, c'est bien là et non ailleurs que doit porter tout agent médicateur. Il faut que tout ce que vous emploierez vienne là tirer la vitalité de son acte morbide pour l'occuper à un acte normal de défense naturelle, comme je vous l'ai expliqué en vous exposant la loi de similitude : il faut faire là une action diversive, paratropique. Et en même temps, il faut que les deux ou trois actions mêmes, si vous en appliquez trois, ce qui est déjà beaucoup, convergent en des sens différents vers un même but. Prenons une comparaison grossière, mais qui vous rendra ma pensée. Quand des maçons veulent mouvoir une grosse et lourde pierre, ils l'attaquent en des sens différents qu'ils font converger vers le point d'équilibre statique, et où ils s'unissent suivant une résultante analogue à celle du parallélogramme des forces. De même par une simple analogie, deux actions médicamenteuses s'attaquant à l'organisme, successivement ou en même temps, dans des sens différents, mais en convergeant leur action sur un même lieu statique, finissent par l'occuper, l'accaparer, lui faire faire diversion en changeant son état statique.

Ainsi, j'estime que des médicaments dont on veut combiner les actions, soit par alternance, soit par unité de composition, doivent agir sur le même lieu et en des sens différents.

2° La seconde règle qu'il me semble qu'on doit suivre, est de donner des médicaments alternés ou conjugués, à des doses différentes. Ainsi, chez un malade qui prenait de l'iodure de potassium à haute dose, pour une ophthalmie vénérienne, vous m'avez vu donner en même temps hepar sulf., à la 6e, ce qui a très bien fait pour dissiper le lacis vasculaire de la conjonctive et a agi vite, alors que l'iodure semblait lent. Je me reporte en cela à la composition des Eaux minérales et même de toutes les substances composées, où les éléments composants sont toujours en des quantités très différentes. Et j'estime que cela doit être, parce que les quantités doivent avoir des actions diverses. Telles actions se produisent mieux à telles doses, et telles autres actions à d'autres doses. Il en est ici dans l'ordre chimico-plastique, comme dans l'ordre chimique ou physique purs. Vous savez que les phénomènes végétatifs des plantes varient selon l'intensité de lumière, que les couleurs varient comme les ondes lumineuses ; de même l'état physique varie selon les ondes caloriques ; et de même l'état électrique selon les ondes électriques, tendues ou multipliées. De même en médecine, dans un autre sens, les médicaments ont des actions à hautes doses toxiques, d'autres actions à dose physiologique, d'autres actions à doses insensibles. En mettant des actions diverses à quantités différentes sur le même point, elles ont comme un département différent, et peuvent coexister sans se nuire ; tandis que si elles étaient de même valeur elles pourraient s'altérer réciproquement ou s'annihiler. Je vous demande pardon de toutes ces comparaisons qui, je le veux bien, ne sont pas des raisons, mais qui vous rendent ma pensée et vous aideront à entrer peut-être mieux que moi dans ces choses difficiles.

Je m'arrête là, ne vous ayant donné que le résumé des principaux sujets de la question qui est très vaste. En tout cas, j'espère que vous ne répugnerez pas aux médicaments composés, selon ce que l'expérience vous enseignera, et je vous rappellerai ce mot d'Hippocrate, que « tout ce qui peut agir sur le malade est de la compétence du médecin ».

ONZIÈME CONFÉRENCE

—

ENCORE UN MOT SUR LES MÉDICAMENTS COMBINÉS. — UN CAS DE CARDO-BRONCHITE. — LES DOSES INFINITÉSIMALES.

Messieurs,

J'ai tenté, dans notre dernière réunion, de vous exposer le sens dans lequel on peut accepter des médicaments associés soit par alternance, soit par combinaison. Je ne voudrais pas cependant que vous me fassiez l'honneur d'exagérer mon opinion, et me croire un adversaire des médicaments simples. Permettez-moi donc de vous résumer exactement ce que je voulais dire, ce que je crois avoir exprimé : l'unité d'être dans l'œuvre, l'unité d'ordonnance sont des principes premiers de tout art, en médecine également, et la perfection des instruments exige qu'on les rende tout à la fois plus exacts pour le but qu'on se propose, et qu'on les multiplie selon les nécessités de l'action variable. Quand la simplicité de l'instrument est possible, rien de mieux ; mais s'il faut le multiplier ou le compliquer, admettons ce qui est nécessaire. Si un seul médicament peut obtenir l'action qu'on cherche, rien de mieux, car la simplicité d'action est ce qui se rapproche le mieux de l'unité d'action ; mais s'il faut le varier, le multiplier, en associer deux, ne nous y opposons pas en vertu d'une prévention que la raison ne sanctionne pas.

Comme je vous l'ai dit, Hahnemann a prescrit de ne

donner qu'un médicament à la fois, et il s'y trouvait naturellement porté, pour constater d'abord, et ensuite suivre exactement leur action. Mais il a été le premier à constater que certains médicaments agissent mieux quand on les donne après certains autres ; et de là un engagement dans la voie de l'alternance qui fut d'abord suivie. Puis de l'alternance on a passé à la conjonction ou composition : cela devait être. Certainement ce n'est pas la même chose de donner deux médicaments ensemble ou en alternant : en les alternant, chacun d'eux peut donner successivement son action, tandis que dans la combinaison d'ensemble, il se peut que les actions se modifient ou s'annihilent. Mais le principe premier d'essayer de mouvoir la vitalité par deux actions d'ensemble ou successives reste le même ; il s'agit toujours de s'attaquer à cette vitalité, de la solliciter, de l'occuper à une action de défense contre un agent qui l'attaque, pour la détourner de l'action morbide. Toute la question sera de se rendre compte par expérience de ce que peut donner une action complexe, comme par l'expérience on se rend compte de ce que donne le médicament simple. L'expérience ou l'expérimentation seule est appelée à juger le fait dans tous les cas ; et nous avons assez de médicaments composés naturels ou même artificiels, tels que sont les eaux minérales pour ne pas répugner à l'expériment des composés.

Il me semble qu'il ne saurait y avoir de doute sur ces points ; et je ne vois à repousser que ces compositions occultes, qui nous répugnent invinciblement, non seulement parce que ce sont des objets d'un commerce interlope, mais aussi, parce que, ne sachant ce qu'ils sont, nous ne saurions les adapter efficacement en les faisant varier selon le besoin d'action.

Laissons ce sujet, ou plutôt poursuivons-le en nous occupant d'un malade chez lequel vous m'avez vu donner des médicaments en alternance. Je veux parler du malade qui était couché au n° 6 de la petite salle des hommes et qui est mort avant-hier. Ce cas est d'autant plus intéressant qu'il vous ramène sur le terrain de la cardo-bronchite, ou broncho-cardite dont nous nous sommes occupés en commençant ces conférences.

Cet homme était dans le milieu de la vie, âgé de 43 ans, paraissant fort et bien constitué, de forte carrure, avec embonpoint. Il était né d'un père mort asthmatique, et d'une mère morte d'une apoplexie avec aphasie et paralysie, au 3e accès ; il y a là, comme une influence héréditaire, quelque chose qui éveille nos préoccupations sur l'appareil vasculo-respiratoire.

Il était d'une santé habituellement bonne lorsqu'il y a quatre ans il eut quelques douleurs articulaires sans suites sérieuses. Au mois d'octobre dernier, après des soucis et des chagrins, il fut pris d'une bronchite ou congestion pulmonaire se prolongeant jusque dans le mois de novembre, et l'on devine à sa constitution et au développement sonore de sa poitrine que ce dut être une bronchite emphysémateuse ; à la fin de décembre nouvel accès, qui, dit-il, était de l'asthme, et à la suite gonflement œdémateux des membres, qui disparut en février. Enfin, dans la seconde quinzaine d'avril, il est repris encore des mêmes accidents avec étouffements et très forts crachements de sang répétés tous les jours. Il entra dans nos salles le 6 mai.

Le 7 mai au matin, à notre examen, il est dans son lit, à moitié assis, très essoufflé, avec un pouls fréquent, à 96-100. Il tousse et crache, son crachoir est surtout plein de sang ; il en a rendu toute la nuit un fond de cuvette. La poitrine est sonore en avant, un peu d'un mat obscur en arrière, surtout en bas ; à l'auscultation il y a partout des râles muqueux bruyants, et en bas des deux côtés des râles sus-crépitants, dans la moitié inférieure de chaque côté ; dans quelques points, des râles très fins, sans souffle. Les jambes sont enflées par de l'œdème, la gauche jusqu'au genou, la droite jusqu'au delà du milieu de la cuisse, et l'œdème remonte dans les parois du ventre. La jambe droite plus gonflée présente des lacis veineux superficiels et des cordes veineuses dures, douloureuses, montrant qu'il y a de la phlébite dans ce membre. Il n'y a pas d'urine que nous puissions examiner. *Aconit* (3e), *bryone* (3e).

Le 9 mai, le malade se plaint de douleurs plus vives dans le membre droit ; les urines examinées nous montrent une quantité considérable d'albumine, le pouls est toujours fréquent, la respiration haletante ; l'expectoration un peu moins sanglante ; l'auscultation de la poitrine donne les mêmes signes ; au cœur nous trouvons un souffle léger au premier temps à la base ; les battements sont multipliés, mais sans grande énergie.

Les jours suivants l'état semble plutôt s'améliorer. Il n'y a plus de sang dans le crachoir, ou seulement quelques crachats sanguinolents ; l'oppression est moindre, l'albumine demeure la même avec de légères oscillations, les jambes sont moins enflées, la droite reste douloureuse. On donne *phosphorus* et *lycopodium*.

Puis les douleurs de la jambe droite s'accentuent tout à coup dans la soirée et prennent une grande intensité ; pendant plusieurs jours, il y a des taches violacées sur la jambe qui semble se refroidir ; on est obligé de faire des injections de morphine pour calmer cette douleur, on donne *phosphorus* et *secale cornutum*.

Le 17, l'état s'aggrave sensiblement, l'hémoptysie reprend après avoir cessé quelques jours, le ventre est très œdématié ; l'albumine reste de même dans les urines ; le bruit de souffle au cœur est moins perceptible ; l'état pulmonaire est le même.

Le 18, les douleurs prennent une plus grande intensité ; un peu de délire ; l'hémoptysie devient très abondante ; on remarque une phlyctène sur la partie interne du mollet droit. — Le 19, l'état s'aggrave encore ; le pied droit est insensible à l'orteil ; au-dessous du genou on remarque une ligne sinueuse qui sépare la partie inférieure violacée de la partie supérieure naturelle ; le pouls est à 120 ; l'hémoptysie continue ; dyspnée extrême ; le malade meurt dans la journée.

Comme je vous l'ai dit, Messieurs, il y a dans tout malade une unité morbide, parce qu'on n'est malade que d'une seule maladie à la fois, maladie qui d'ailleurs peut être une hybridité ; et dans chaque malade il y a ou une concordance ou une subordination d'affections.

Dans le cas présent, il me semble que la disposition foncière de l'état du malade est une disposition goutteuse ou rhumatismale ; et j'estime que c'est surtout une disposition goutteuse, en raison de la constitution replète du sujet, de l'empâtement des doigts à l'articulation moyenne des phalanges, des douleurs qu'il a eues antérieurement, et des dispositions des ascendants, asthme, apoplexie, aphasie, hémiplégie. Sa bronchite, qui a eu trois retours, désignée comme asthme à un de ses accès, qui se montre avec l'emphysème comme nous l'avons vu, l'œdème des jambes paru en décembre, l'état du cœur quelque peu pris soit-il, mais incontestablement pris, nous montrent manifestement une broncho-cardite ou cardo-bronchite dans laquelle le mouvement morbide, s'abattant pour ainsi dire sur les bronches, s'étend par extension jusque sur le cœur. L'endocarde est très peu pris d'ailleurs, le bruit si léger à la base le montre ; mais l'œdème des membres atteste que le cœur est pris sérieusement ; et cela doit être dans le myocarde dont la parésie explique la stase sanguine dans les poumons et l'infiltration des membres inférieurs. Aussi est-ce cette vue qui nous a guidé tout d'abord en prenant pour indication principale le mouvement morbide sur les centres respiratoires et circulatoires, et en ordonnant *aconit* et *bryon.*

Mais le mouvement morbide ne s'arrête pas là ; les reins sont pris, l'albumine en quantité considérable le montre. Y a-t-il eu là un fait d'une stase sanguine dans les reins, où est-ce une congestion fluxionnaire amenant une néphrite interstitielle comme cela se voit chez quelques goutteux? Les deux cas sont possibles. Toutefois, l'albumine est très considérable, en quantité plus grande qu'on ne la rencontre dans le cas de simple gêne circulatoire, pour que je croie à une simple stase. Il me paraît qu'il y a eu là une extension du mouvement principal sur les reins, amenant une néphrite albumineuse.

Quant à l'état des membres, c'est l'œdème qui a commencé fin de décembre, et dès lors à ce moment le cœur devait être pris, car l'asthme est insuffisant à produire une pareille stase œdémateuse ; et le peu de traces d'endocardite nous montre que c'est dans le myocarde dont la parésie était dès lors inévitable, et dans la congestion pulmonaire qu'il faut trouver la clef de la stase œdémateuse des membres inférieurs. Mais la jambe droite est beaucoup plus prise que la gauche, et nous y trouvons des cordons et des nodosités de la phlébite nous expliquant l'accentuation de l'œdème considérable de la jambe gauche. D'un autre côté, cette phlébite nous traduit la disposition première de la maladie, car c'est surtout chez les goutteux que cela se rencontre. Chez eux, les veines sont ordinairement gonflées et douloureuses autour des articulations prises ; et, il y a de véritables phlébites partielles, comme je l'ai vu plusieurs fois dans le courant ou dans la rémission des accès goutteux. *Lycopodium* et *phosphorus* pour l'état des bronches, l'hémoptysie, l'état des reins et des jambes étaient indiqués.

Enfin, il y a la gangrène du membre qui a été la dernière scène amenant la mort par oppression des forces du malade. Eh bien, je ne puis me l'expliquer que par une extension de l'inflammation du cœur aux artères, ou en invoquant un petit caillot migrateur, parti des veines enflammées, remontant au cœur et chassé dans les artères pour aboutir à la tibiale où l'arrêt artériel s'est produit; c'est devant cet état que j'ai prescrit *secale cornutum.*

En résumé, Messieurs, voici comment je puis vous déterminer le mouvement morbide de notre malade : chez un goutteux, une broncho-cardite ou cardo-bronchite, produisant l'hémoptysie et l'œdème des membres inférieurs, se compliquant de néphrite interstitielle et de phlébite, et se terminant par un accident d'artérite gangreneuse.

Cet état de choses étant établi, remarquez que j'ai donné les médicaments à la 3e dilution, c'est-à-dire, à dose basse ; tandis que dans des cas moins aigus, je donne souvent la 12e, la 30e dilution, et même vous m'avez vu donner la 200ᵉ. Je veux vous donner quelques explications sur ce point.

En règle générale, l'action varie selon les doses. Dans les cas d'affections aiguës on donne plutôt les basses doses, de la 1ʳᵉ à la 3ᵉ ou 6ᵉ. Dans les cas chroniques on donne plutôt les dilutions élevées, la 12ᵉ et la 30ᵉ, ou même plus haut. Mais dans quelques cas il y a des doses qui semblent mieux répondre à telle maladie, plutôt que d'autres. Ainsi, la *bryone* agit mieux à basse dose dans la pleurésie, et dans la pneumonie quelques-uns la préfèrent à la 12ᵉ, quoique je la trouve aussi bonne à la 3ᵉ. *Apis* agit mieux dans l'ophthalmie des enfants à la 3ᵉ qu'à une dilution plus haute. Il y a ainsi un certain nombre d'adaptations que l'expérience démontre, et que vous apprendrez en suivant la pratique des médecins.

Mais, Messieurs, la science ne se compose pas seulement des faits ; les faits sont la base de la science ; et ils ne deviennent vraiment la science, que lorsque la science les coordonne suivant une doctrine qui les englobe. On a beau faire de l'empirisme, et en toutes choses on commence par là, de l'empirisme on monte à la recherche des lois qui sont les raisons des choses. Aussi tant qu'une science n'a que des faits et qu'elle n'a pas trouvé les lois qui sont la raison et la doctrine des choses, les faits non expliqués sont mis en suspicion. La raison humaine est ainsi faite, et il faut accepter ce qu'elle impose, elle répugne invinciblement à ce qu'elle ne sait pas s'expliquer au moins par analogie.

Tout d'abord, je devrais vous exposer la question des doses infinitésimales. Mais je veux me borner. Je pourrais vous rappeler ce grain de musc dans une chambre qu'il emplit de son parfum pendant trois mois, et qui après ce terme n'avait absolument rien perdu de son poids, au dire de R. Boyle. Je pourrais vous rappeler les guérisons qu'obtenait l'Irlandais Buttler dont parle Van Helmont, avec une petite pierre trempée dans l'huile ou l'eau, et guérissant une ascite, un érysipèle, un cas de rhumatisme, même un cas d'obésité ; l'eau de Plenck, dans laquelle on avait fait bouillir du mercure et qui guérissait de la syphilis, quoique ne contenant pas de mercure à dose appréciable. Il y a tous les précurseurs de Hahnemann. Et ces années dernières l'anglais Crookes a montré à quel point d'infinitésimalité la matière pouvait être divisée dans les tubes de Geissler, où elle est entraînée par un courant électrique, et perce le verre comme un jet de poussière peut percer une vitre. Jusqu'où la matière peut-elle être divisée ? Nous l'ignorons, elle est divisible indéfiniment.

Cependant un de nos confrères américains, Weisserhof, soutenait dans ces années dernières que la matière ne se trouve plus au microscope à la 3e trituration. Il oubliait que dans le spectroscope elle se trahit à la 6e dilution, il oubliait aussi que le microscope ne peut la voir à la 3e trituration. En effet, veuillez bien examiner les faits. La vue ne peut voir un centième de millimètre ; et personne n'a jamais vu un globule sanguin à l'œil nu. Si on reçoit du sang dans une solution de sulfate de soude qui dissout la fibrine, les globules tombent au fond du vase à l'état de poussière : on voit bien qu'il y a là une poussière rouge qui roule comme du sable fin, mais il est impossible d'y distinguer un ou même trois globules en particulier. La vue naturelle ne peut guère distinguer plus petit que un trentième ou un cinquantième de millimètre.

Cela établi, dans la 1re trituration un grain de cette trituration au 100e ne peut contenir qu'un centième de grain ; un dix-millième à la 2e trituration ; un millionième à la 3e. Prenez un microscope grossissant mille fois en diamètre, un des plus forts grossissements, qui d'ailleurs manque de clarté ; je dis manque de clarté, car le grossissement diminue les rayons lumineux, puisque vous ne voyez qu'un rayon de lumière là où il en tombait mille. Avec ce microscope vous ne pouvez voir la division de la 3e trituration qui est au millionième ; vous ne pouvez pas la voir même à la 2e trituration, car un grain de la 1re trituration doit contenir plusieurs poussières de la substance et chacune de ces poussières est déjà un trois ou quatre centième de millimètre. A la 2e trituration, un millimètre de cette poudre doit contenir plusieurs poussières de moins d'un dix-millième de millimètre ; à la 3e trituration, la division étant au millionième, quand on supposerait que la division est faite très régulièrement, il n'y aurait pas moins d'un millionième de millimètre de la substance première dans un millimètre cube de la poudre.

Laissons cette question, qui est de pure curiosité : la constatation de l'action des doses infinitésimales est faite par la clinique ; voilà les faits. Et quant à la raison qu'on en peut donner, à la loi qui les peut expliquer et contenir, je n'en connais pas de meilleure que celle donnée par Van Helmont parlant de Buttler, que je vous citais tout à l'heure : c'est que le divin Créateur ayant fait que des particules infiniment petites peuvent rendre la vie malade, il a dû faire en même temps que d'autres particules infiniment petites peuvent la guérir. Ainsi vous passez le soir près d'une eau dormante, et quelques particules aspirées vous donnent une fièvre pernicieuse mortelle ; une effluve de contage vous atteint, et vous prenez une maladie contagieuse. Qui a jamais pesé ou mesuré les particules infectieuses ou contagieuses qui propagent les épidémies ? Dans la science l'étiologie est la sanction de la thérapeutique, et on peut dire : je vous donnerai les limites de la dose qui guérit quand vous m'aurez donné les limites de la dose infectieuse ou contagieuse. Voilà l'analogie que la raison peut demander pour accepter les faits. Mais il reste la question de la variabilité des doses ; à cet égard, il faut tenir compte de la susceptibilité de la nature vivante.

En général, une partie malade est plus irritable qu'une partie qui ne l'est pas ; vous toucherez un membre malade, une partie ulcérée ou fluxionnée ; l'irritabilité y est plus grande que dans un organe sain ; et ainsi la vitalité sera plus facilement mue par une action à petite dose, si elle est malade que si elle est bien portante. Une poussière qui vient irriter votre œil déjà enflammé sera plus irritante que sur une conjonctive saine, de là le soin de donner de petites doses dans les maladies.

D'un autre côté la susceptibilité est moindre dans un état aigu et grave que dans un état chronique. Cela semble étrange au premier abord, mais vous en serez moins étonnés si vous considérez certains faits. Ainsi dans ces états graves, où il semble que la vitalité est tout entière à son action morbide, et presque incapable de recevoir une excitation, vous voyez des malades souffrant extrêmement supporter des doses énormes de morphine ; il y en a chez qui les médicaments même à très hautes doses ne semblent rien produire ; rien ne calme des douleurs trop aiguës ; rien ne touche dans des maladies à leur summum d'intensité. Dans un état habituel, au contraire, la moindre chose peut mouvoir. Il est vrai aussi que souvent dans l'état chronique il en est de même lorsqu'il y a une sorte de torpeur de la nature, comme pour certaines plaies ; il faut obtenir d'abord une certaine irritation pour faire revivre la susceptibilité ; et c'est ainsi que certaines plaies ont besoin d'une cautérisation qui détruit la partie malade pour que la vitalité sous-jacente soit atteinte, et alors la petite dose agit.

A côté de cette question de susceptibilité de la nature aux doses, il y a le fait de sélection d'action des agents par la petitesse de l'action. Ainsi vous pouvez appliquer impunément la paume de la main sur une plaie, vous n'y appliquerez pas aussi impunément la pointe d'une aiguille. On peut toucher le cou avec le plat de la main sans en être bien impressionné ; si on y touche légèrement avec une barbe de plume vous y éprouverez un frémissement qui ébranlera tout votre être.

Vous pouvez concevoir un petit instrument qui vous rendra compte de cette sélection d'action selon les doses. Supposons une planchette sur laquelle on enfonce des tiges de grosseurs différentes, et élastiques selon leur grosseur, et des clochettes y sont suspendues : si je donne un coup très fort, tout entre en mouvement, toutes les clochettes sonnent ; un coup moins fort n'en ébranlera que quelques-unes ; un coup extrêmement léger n'ébranlera que la plus ébranlable. Cela vous représentera grossièrement la loi de sélection selon les susceptibilités et les doses : une forte dose ébranlera un plus grand nombre de susceptibilités ; une très faible dose n'ébranlera que la susceptibilité la plus sensible. Ainsi, de fortes doses auront une étendue d'action plus grande que les faibles ; et dans un organisme malade, surtout sur certains points isolés, la faible dose ira porter spécialement sur ces points particuliers que vous voulez atteindre. Ce n'est là sans doute qu'une comparaison, et cependant on pourrait voir là scientifiquement *la loi de propagation du mouvement dans des corps complexes à parties inégalement ébranlables*. En tout cas, Messieurs, je crois que cela ouvre une perspective sur un sujet très obscur et qui est digne de tout notre intérêt.

DOUZIÈME CONFÉRENCE

PNEUMONIE CHEZ UN ALCOOLIQUE. — ENCORE LES CLEFS DE L'INDICATION. — L'INDIVIDUALITÉ MORBIDE ET LES DISPOSITIONS QU'ELLE IMPLIQUE. — LES DISPOSITIONS APPARENTES ET LES DISPOSITIONS DE SOUS-SOL.

Messieurs,

Nous avons au n° 12 de la salle des hommes un malade intéressant, non pour l'intensité de sa maladie, qui est relativement bénigne, mais pour quelques traits particuliers que je me propose de vous signaler.

Cet homme est âgé de 56 ans, mais encore très fort, car il a toutes les apparences d'un corps robuste. Il est emballeur, par conséquent livré à un travail manuel fatigant, et sujet à prendre le chaud et froid comme cela est arrivé dans le cas présent. Il est entré le 20 mai, étant malade depuis huit jours, au dire de ceux qui l'ont amené, et ce qu'il a confirmé lui-même. Il avait quitté son travail pour rentrer chez lui avec un gros frisson, de la toux, du sang dans les crachats, puis il avait divagué n'ayant plus sa tête à lui, se levait, disait qu'il voulait aller travailler, cherchant une porte où il n'y en avait pas. Ne pouvant plus le tenir, on nous l'a amené après huit jours de cet état qui allait s'aggravant.

Quand nous le voyons le lendemain matin, il est encore

dans une sorte de délire dont il sort difficilement. Ses réponses aux questions qu'on lui fait sont confuses ou sans suite. Le délire a augmenté dans la nuit, et nécessité la camisole de force. On nous dit que le malade est habitué à boire beaucoup. La figure est congestionnée, moins cependant qu'elle ne l'était hier, nous dit-on ; les pommettes étaient légèrement violacées. La langue est tremblante, blanche, très épaisse. Le pouls est plein, dur, à 90°, la chaleur est presque normale, n'atteint pas 38. Il y a des crachats abondants dans le crachoir, d'une teinte jus de pruneaux ; et ils sont tels depuis plusieurs jours, au dire de ses parents.

Le poumon droit présente en arrière du haut en bas une matité presque absolue, et on y perçoit à peine les vibrations thoraciques. A l'auscultation on perçoit un souffle tubaire intense dans toute la partie moyenne, des râles crépitants très fins à la base et dans la partie supérieure. A gauche, quelques râles muqueux disséminés, et une respiration plutôt puérile.

Il n'y avait pas à s'y tromper, nous avions affaire là à une pneumonie chez un alcoolique. C'était à la privation de l'excitation vineuse habituelle que j'attribuai le délire. Je fis remarquer combien la langue était épaisse, plus qu'elle ne doit l'être pour un état relativement bénin en raison du pouls et de la température, encore bien que la lésion eût une grande étendue. Il y avait huit jours de maladie, et probablement l'hépatisation avait dû débuter vers le 3e ou 4e jour, en raison de l'oppression et des crachats sanglants, puis rapidement couleur jus de pruneaux qu'on avait observés. Je prescrivis *bryone* (6e), et je fis donner un litre de vin.

Dans la journée sa femme et son gendre vinrent le voir ;

il ne les reconnut pas ; cependant, il parut plus tranquille.

Le 22, l'état paraît meilleur. Le délire a cessé ; crachats semblables, très abondants ; la langue est tremblante dans la bouche quand le malade la tire, mais moins qu'hier. Vin et un peu d'eau-de-vie.

Le 23, le délire a tout à fait disparu ; l'état général se maintient le même.

Le 24, absence de délire ; les crachats sont plus aérés, ils deviennent couleur sucre d'orge, submatité surtout dans les 2/3 inférieurs ; le souffle est moins étendu, il existe surtout en arrière, dans le tiers moyen.

Le 26, le malade est beaucoup mieux. Pouls à 80°. La toux est très diminuée ; les crachats sont tout à fait couleur de sucre d'orge, et bien moins abondants. A l'auscultation, on trouve surtout des râles muqueux et quelques râles sous-crépitants en bas. Le souffle est réfugié vers la colonne vertébrale comme dans une bande plus haute que large. Il y a de l'appétit. Le malade parle de se lever. On augmente l'alimentation, et on continue le vin. — *Phosphorus* au lieu de bryone.

Aujourd'hui, 29, le malade semble tout à fait bien, mais sans avoir le côté absolument dégagé. Au moment où il s'est assis dans son lit pour que je l'ausculte, j'ai trouvé des râles fins dans une certaine étendue, et du souffle près de la colonne vertébrale. Le temps que j'ausculte le côté gauche, qui est sain, et revenant au côté malade, tout avait disparu, ce qui prouve qu'il y a encore une stase considérable et par conséquent un manque d'énergie considérable dans le tissu pulmonaire. En faisant asseoir le malade et le faisant respirer fortement pendant quelques minutes, j'ai activé la circulation pulmonaire et réveillé l'énergie absorbante qui ont rapidement dissipé la stase sanguine.

Vous voyez, Messieurs, que le malade, quoiqu'en pleine convalescence, n'est pas encore parfaitement guéri, et il se peut qu'il lui faille encore plusieurs jours pour être en état de sortir. Il faut, pour que la guérison soit complète, que le tissu pulmonaire soit complètement dégagé, et pour cela faire que l'énergie vitale du tissu ait repris toute sa vigueur.

Eh bien, Messieurs, c'est en cela précisément que consiste le caractère particulier de ce cas individuel, qui se présente ici sous une forme typique, et que vous retrouverez chez tous ceux qui, faisant abus du vin ou des liqueurs, sont pris de pneumonie.

Chez eux, comme chez cet homme, vous trouverez ce désaccord qu'il nous a montré entre l'état général et l'état local. A son entrée, au 8e jour de maladie, il était dans le plein de sa pneumonie ; et cependant il y avait peu de fièvre, point de chaleur, au-dessous de 38°, le pouls seulement à 90, et un état vultueux de la figure qui pouvait indiquer une maladie du cœur plutôt qu'une fluxion de poitrine. Cependant, tout le côté droit montrait de la matité, et le souffle avec les râles crépitants indiquaient que tout le poumon était hépatisé. Les crachats étaient jus de pruneaux, d'un mauvais caractère. Avec un pareil état local le pouls aurait dû être beaucoup plus élevé, et la chaleur bien au delà de 39. Cela ne peut s'expliquer que par une grande faiblesse de la contractilité organique du tissu pulmonaire, et cette faiblesse chez notre malade venait de ce qu'étant chez lui dans son lit depuis huit jours il n'avait pu pendant ces huit jours où il était très malade, même en délire, se procurer le vin ou les liqueurs qui étaient les excitants habituels de sa vitalité. Aussi dès que nous lui avons eu donné du vin et de l'eau-de-vie, la vitalité organique s'est réveillée, la bryone a manifesté son action, la résorption s'est produite, l'état local s'est amélioré, les crachats sont redevenus meilleurs.

Cela ne doit pas vous étonner si vous vous souvenez des données physiologiques sur la vie qui ne s'entretient que par l'excitant extérieur nécessaire ; et partout des faits analogues se produisent, là où l'homme s'habitue à un de ces excitans. Les populations chinoises qui se livrent à l'opium ont besoin de leur excitant habituel ; et celui qui en est privé se traîne languissant et incapable de quoi que ce soit. De même pour les populations de l'Inde, qui se livrent au haschich. Pendant mon internat à l'Hôtel-Dieu, nous avions une femme de service qui buvait chaque matin une cuillerée à bouche de laudanum qu'on se prêtait à lui donner parce qu'on savait que cela lui était devenu nécessaire par habitude. Quand elle n'avait pas eu sa ration ou qu'on la lui faisait attendre, elle se traînait languissante, ou s'accoudait dans un coin sans qu'on n'en pût rien faire.

Chez notre malade, l'énergie organique n'est pas encore tout à fait revenue comme je viens de vous le dire tout-à-l'heure, parce qu'il faut du temps pour que la vitalité reprenne toute son activité naturelle. Il y a là un ressort qui a été excédé, il faut qu'on lui redonne le poids qu'il portait, ou qu'il reprenne avec bien du temps l'élasticité première.

Vous avez vu, Messieurs, que j'ai donné bryone dès l'abord et que je l'ai maintenu jusqu'il y a deux jours que je l'ai remplacé par phosphorus. Ce sont les deux médicaments classiques de la maladie. Bryone répond à la fluxion active, inflammatoire. Phosphorus est le médicament des hépatisations lentes à se résorber, des sub-inflammations molles endormies.

A ce propos, Messieurs, je voudrais compléter dans une certaine mesure une question qui a déjà été le sujet d'un de nos entretiens.

En médecine pratique, dans la grande majorité des cas, on a affaire avec des maladies connues, bien déterminées, dont les formes et les variétés sont posées, pour lesquelles on a déterminé les médicaments les mieux appropriés. Il y a là un traitement dit classique, et ce qu'on a de mieux à faire est de le suivre.

Mais dans d'autres cas, parfois plus fréquents, parfois plus rares, on peut se trouver désorienté par quelque chose de nouveau ou d'original dans les phénomènes ou l'évolution du mouvement morbide. Il est bon de se rappeler les règles générales de l'étude et de l'interprétation des indications.

Dans une conférence, je vous ai montré comment l'adaptation de la loi de similitude exigeait trois données principales que j'ai nommées les trois clefs de l'indication, la *forme morbide*, la *localisation* et les *conditions étiologiques* ; et deux clefs secondaires étaient encore nécessaires, la *subordination* et la *concomitance* des phénomènes et des indications.

Je vous ai montré qu'il faut d'abord bien déterminer le ou les phénomènes morbides, puis le point précis de l'organe ou de l'acte vital où ils se produisent, et ensuite la condition étiologique qui peut les influencer, soit l'alimentation, soit l'action saisonnière, soit l'état moral, soit l'âge ou le sexe. Je vous ai dit que pour atteindre le mouvement morbide, il faut quelquefois ne toucher qu'un phénomène qui se subordonne les autres, ou en toucher plusieurs qui sont concomitants ; que d'autres fois il suffit de localiser l'action du médicament, sur la fonction qui fait le phénomène ; que d'autres fois encore, il suffit de répondre à une condition étiologique.

Eh ! bien, comme l'esprit du médecin doit faire ce discernement pour le malade qu'il a en vue, de même il le doit faire pour les médicaments qu'il veut connaître et dont il pourrait avoir l'emploi. La matière médicale n'est pas un livre de lecture, ni un livre à apprendre par cœur. Avec les centaines et centaines de phénomènes qu'elle contient, ce serait la plus fastidieuse, la plus écœurante des lectures, et il n'y a pas de mémoire qui oserait entreprendre de la savoir par cœur, ce qui d'ailleurs ne servirait à rien. Elle est un outil, un recueil d'agents à employer, et ce qu'il faut savoir, c'est l'usage possible de ces agents. Il y a sans doute là beaucoup à lire et à retenir, mais c'est surtout l'esprit des choses qu'il faut apprendre.

Ce qui vous est surtout nécessaire, ce sont les indications : cherchez donc pour chaque médicament que vous voulez étudier, les indications à fixer. En vous servant des clefs dont je viens de vous parler, commencez donc pour chaque médicament à fixer les formes principales morbides, les principales localisations, et les conditions étiologiques. Il serait intéressant de connaître ce qui s'est montré concomitant ou subordonné, mais malheureusement cela n'est pas toujours fixé ; et en tout cas on peut toujours estimer que deux phénomènes donnés par un même agent peuvent se reproduire ensemble d'une manière ou de l'autre, surtout si on peut en comprendre les relations.

Prenons un exemple pour fixer les idées. Voici un médicament qui vous donne d'un côté des douleurs de reins, de l'autre des envies de vomir et des vomissements, et d'autre part une poussée hémorrhoïdaire, une métrorrhagie, des urines fréquentes et impérieuses. La douleur de reins peut dépendre d'un lumbago ou être liée à chacun des autres phénomènes. Le médicament peut répondre soit à une crise néphrétique, soit à des hémorrhoïdes, soit à des règles en avance, comme fait, par exemple le lycopodium. Il vous reste à fixer les conditions étiologiques pour avoir une somme d'indications qui, si elle répond à un cas pratique, vous restera fixé dans l'esprit.

Il vous suffira souvent de prendre les principaux résultats cliniques d'un médicament, et de fixer autour de ces phénomènes principaux, les autres phénomènes qui peuvent être secondaires et subordonnés pour avoir les traits principaux do l'agent, et de supposer les cas analogues possibles comme adaptation. Cela est un travail sans doute, mais un travail de l'esprit où la mémoire s'enrichit sans que vous vous en occupiez.

Mais, pour bien comprendre ce travail, il faut que vous sachiez que la matière médicale n'est pas complète et ne saurait jamais l'être ; qu'elle ne contient pas certains phénomènes possibles, et qu'elle en contient d'autres qui n'ont pas de valeur.

Ainsi, veuillez bien voir que l'action du médicament est toujours en raison de la réceptivité du sujet sur lequel vous l'observez ; de même que tel ou tel purgatif meut une personne et ne meut point l'autre, de même chaque médicament agit sur l'un et non sur l'autre ; et c'est une banalité en médecine que le médicament le mieux approprié et qui avait réussi échoue chez une autre personne. Cest que chacun, selon sa vitalité, selon ses aptitudes, est éprouvé à sa manière. Il n'y a que les agents toxiques, chimiques, caustiques qui s'imposent à la nature du corps et la détruisent, dont l'action soit constante, parce que ce sont là des actions purement physiques ou chimiques, réglées en proportion de la quantité des substances mises en présence. Mais quand il s'agit des actions qui peuvent mouvoir la vitalité, et telles sont toutes les actions médicales, c'est avec cette vitalité qu'il faut compter, avec ses susceptibilités ou son indifférence dans un sens ou dans un autre.

C'est ainsi, Messieurs, que dans toutes les expériences de médicament sur l'homme sain, ou prétendu tel, nous n'avons jamais toutes les actions que la vitalité peut donner : chacun ne la donne que selon ses dispositions, et il faut expérimenter sur un certain nombre de sujets pour avoir un ensemble de phénomènes pathogénétiques. Quelques-uns de ces phénomènes seront plus communément produits, et d'autres plus rarement ; quelques-uns qui se sont présentés selon les dispositions particulières ne se représenteront peut-être plus, et d'autres peuvent tout à coup se présenter sur un sujet comme une nouveauté. De là de temps en temps, dans l'usage, des adaptations anciennes qu'on délaisse, et des adaptations nouvelles qu'on adopte.

Vous entendrez, et peut-être avez-vous déjà entendu dans la médecine ordinaire un mot dit et répété avec malice : tel médicament est à la mode, hâtez-vous d'en user pendant qu'il réussit. Il y a là quelque chose de piquant. En fait, il n'y a point de mode en médecine, comme pour la toilette ; mais quand un médicament nouveau arrive on l'essaye à bien des choses, on s'en engoue facilement, on est disposé à l'adapter à bien des indications auxquelles il ne répond pas, pour quelques succès qu'on en aura tirés ; et comme on s'est exagéré sa valeur, on va en sens inverse à exagérer ses défaillances, puis on le délaisse.

Cependant, il y a quelque chose de vrai dans la variabilité d'action des médicaments, et il se peut très bien que l'un d'eux qui vous a réussi pendant un temps ne vous donne plus les mêmes résultats, parce que les dispositions des vitalités peuvent être modifiées. Il faut bien voir que la vitalité est une nature éminemment variable et changeante. Chacun de nous se modifie incessamment dans ses traits, dans sa physionomie, dans sa santé, selon l'âge et selon les conditions de notre existence ; et toutes ces générations qui se succèdent ne sont point les mêmes, et au contraire sont des modalités de vie non seulement dans leurs formes extérieures, dans leurs mœurs, leurs habitudes, mais aussi dans leurs dispositions morbides, dans leurs susceptibilités aussi bien physiologiques que morales. D'où résultent inévitablement des manières d'être diverses dans la manière dont l'être reçoit l'action et y répond. Il n'est donc pas étonnant que tel médicament vous donne tels résultats sur une génération et point sur une autre.

Veuillez maintenant considérer l'homme malade : il est malade d'une maladie déterminée : c'est une prédisposition morbide qu'il avait en lui, et qui est passée en action morbide. Mais cet homme n'a pas que cela. Il peut avoir une maladie habituelle, la goutte, ou la scrofule, ou une dermatose, ou du rhumatisme qui forment le fond de son état de santé habituelle, et dont la disposition n'est pas absolument éteinte par l'arrivée de la maladie aiguë qui le tient. Il peut y avoir chez lui une hybridité morbide, ou seulement quelques poussées particulières qui viennent plus ou moins adultérer dans sa forme la maladie typique qui le tient.

Notez encore que dans l'ordre pathologique, comme dans l'ordre moral, il peut y avoir de l'atavisme morbide ; et chez ce malade, à côté de sa maladie principale, sous elle, on pourrait presque dire dans ses interstices, vous voyez poindre des modifications d'action qui sont même étrangères aux autres dispositions habituelles de ce malade. Ce sera, ou une susceptibilité plus grande dans tel ou tel organe, ou une susceptibilité plus grande à telle ou telle condition étiologique.

C'est tout un monde, Messieurs, que ce fond pathologique de chaque homme où il n'y a pas seulement les activités qui s'étalent à la surface, il y a aussi dans le sous-sol toutes ces dispositions qui s'agitent et influencent plus ou moins la superficie. Et si vous n'en tenez pas compte, vous courez risque d'échouer avec le médicament le plus classique. Voici un enfant qui se présente avec des glandes au cou, peut-être dans les aisselles : il n'a rien qui vous frappe en apparence, vous ne le jugez que sur ces phénomènes, vous lui prescrivez belladone, ou cistus, ou tout autre qui semble bien répondre à ces indications : mais il y a en lui une disposition à la suppuration, et c'est silicea qui lui serait nécessaire.

La pratique, du reste, vous enseignera bien des choses ; c'est avec elle que l'art s'établit et se confirme, et l'art, c'est l'habileté de voir et de juger le malade dans ses dispositions.

C'est là, Messieurs, ce qu'il faut acquérir pour réussir le plus possible dans le traitement des malades. Le fond de votre instruction doit être classique, c'est le point de départ obligé, et la science vous sera toujours utile. Mais, à côté de la science, il y a l'art qui cherche, qui suppute, qui avive, qui double la science en s'ingéniant à bien voir et à bien juger non seulement le dessus mais aussi le dessous des malades; l'art n'est point une chose vague, comme on le dit quelquefois, c'est un esprit de ressources et d'ordonnance dans les données et les dispositifs du jugement qui précise l'état du malade et le médicament à adapter.

TABLE DES MATIÈRES

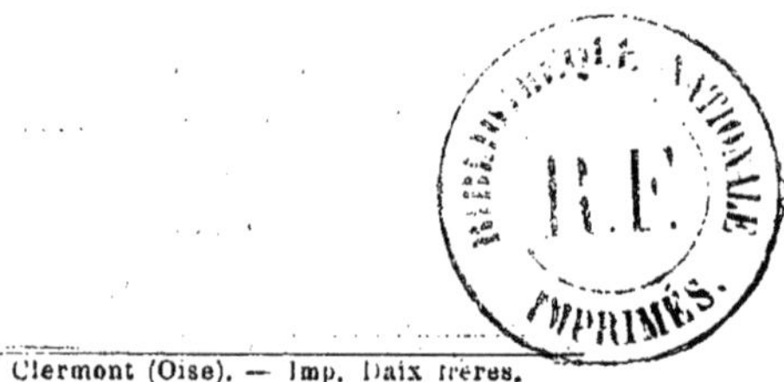

Clermont (Oise). — Imp. Daix frères.

www.ingramcontent.com/pod-product-compliance
Ingram Content Group UK Ltd.
Pitfield, Milton Keynes, MK11 3LW, UK
UKHW021005230726
13924UKWH00009B/1669